Die Psychiatrie

und

das medicinische Staats-Examen.

Von

Dr. Rudolf Arndt
Professor der Psychiatrie an der Universität Greifswald und Direktor
der Provinzial-Irren-Anstalt daselbst.

Motto:
Retenez de moi ce salutaire avis:
Pour savoir quelque chose, il faut l'avoir appris
Andrieux.

Berlin.
Druck und Verlag von G. Reimer.
1880.

Es ist jetzt über zwanzig Jahre her, dass von dem Königlich Preussischen Ministerium der geistlichen Unterrichts- und Medicinal-Angelegenheiten an die medicinischen Fakultäten einzelner Universitäten die Aufforderung erging, sich darüber gutachtlich zu äussern, ob es nicht an der Zeit sei, unter die übrigen Unterrichtsgegenstände der Medicin auch die Psychiatrie aufzunehmen, zumal dieselbe in forensischer Beziehung von so ausserordentlichem Belange sei und von Seiten des Richterstandes darüber geklagt werde, dass die gewöhnlich zu Gebote stehenden Sachverständigen so wenig psychiatrische Bildung verrathen, dass ihr Urtheil keine rechte Gewähr leiste. Die befragten Fakultäten sollen fast durchweg ablehnend geantwortet und ihre Ablehnung damit motivirt haben, dass die Studirenden der Medicin schon genug zu lernen hätten und unmöglich von ihnen verlangt werden könnte, sich noch mit den ziemlich heterogenen psychiatrischen Dingen zu befassen, die ihnen nur den Kopf verwirren würden.

Das Uebel, dass dem Richterstande und mit ihm dem ganzen Lande nach wie vor zuverlässige Sachverständige fehlten, schien demnach als kein besonders grosses empfunden worden zu sein. Denn sonst hätte man doch kaum in der genannten Weise ablehnen und zu gleicher Zeit dem Lande zumuthen können, die Aerzte, wie sie waren, auch fernerhin als Sachverständige in psychiatrischen Fällen hinzunehmen; sondern hätte wenigstens in der einen oder der anderen Art auf Abhülfe hinweisen müssen. Zum näheren Verständnisse Dieses, wie auch noch manches Folgenden sei aber von vornherein gesagt, dass auch nicht die geringsten psychiatrischen Kenntnisse sich ohne Weiteres aus dem Studium der übrigen Medicin ergeben; sondern dass sie, obwohl im innigsten Zusammenhange mit demselben stehend, doch erst gerade so wie z. B. die ophthalmiatrischen aus Specialstudien erhellen, die nur in besonders dazu eingerichteten Kliniken mit Vortheil betrieben werden können. Allein, was noch viel schlimmer war, als die besagte Ablehnung, bei den bestehenden Einrichtungen konnten die vorhandenen Uebel auch sonst nicht einmal beseitigt werden. Die Gerichte befanden sich oft in peinlichster Verlegenheit. Da wo sie Hülfe gesucht, fanden sie keine. Ja hin und wieder erwuchs ihnen von dort aus sogar Schaden, indem ihnen Gutachten unterbreitet wurden, welche weniger dazu beitrugen, den gerade vorliegenden Fall zu erklären, als zu verwirren.

Dass derartige Vorkommnisse aber auch nicht dazu beitrugen, das Ansehen des ärztlichen Standes in foro zu erhöhen, ist nicht mehr als natürlich. Man fing an, über die psychiatrischen Gutachten der Aerzte zu spötteln. Man belächelte sie, machte sich, wie man ja das heutigen Tages noch hören kann, über sie lustig. Endlich kam es vor, dass man sie sogar zurückwies und dabei durchfühlen liess, dass der betreffende Arzt eigentlich von der Sache nichts verstände. Mir ist ein Fall bekannt, wo ein zwar noch junger, aber sonst durchaus tüchtiger Arzt, der sich schon damals des allgemeinen Vertrauens des Publikums zu erfreuen hatte und dasselbe bis auf den heutigen Tag geniesst, wo dieser sich in öffentlicher Sitzung, nachdem er sein Gutachten abgegeben hatte, von dem Staatsanwalte sagen lassen musste: „Herr Doctor, ich bin zwar nicht Sachverständiger; allein in diesem Falle glaube ich doch mehr von der Sache zu verstehen, als Sie. — Ich beanstande das Gutachten und verlange ein Superarbitrium.“ Der Staatsanwalt hatte Recht. Die Auslassungen des Collegen waren so wenig sachgemäss gewesen und hatten so wenig Verständniss selbst für die elementarsten psychischen Vorgänge gezeigt, dass es hätte mit der Gerechtigkeit Spott treiben heissen, wäre sein Gutachten angenommen und berücksichtigt worden.

Indessen woher sollte der Mann ein besseres abzugeben gelernt haben? Er hatte in den fünfziger Jahren studirt. Ein krasser Positivismus war die Signatur der Medicin jener Zeit. Was man nicht fühlen, hören, sehen konnte, war nicht da. Was man nicht nach den grob mechanisch-chemischen Auffassungen, zu denen man in den unvollkommenen Laboratorien der voraufgegangenen Zeit gekommen war, betrachten und behandeln konnte, sah man überhaupt als nicht betrachtungs- und behandlungsfähig an. Ut aliquid haberet, wurde dem Kranken die Medicin verschrieben oder, damit er nicht von seinen Schmerzen zu sehr gequält würde, ihm ein Palliativum gereicht. Allenfalls wurde auf die Euthanasie noch Rücksicht genommen und, so weit es ging, sie zu befördern gesucht. Man war ein Feind jedweder Hypothese, und in den seichtesten bewegte man sich alle Tage. Hyperämie und Anämie und wieder Hyperämie und Anämie, das war es, worum gemeiniglich sich Alles drehte. Für aussergewöhnliche Fälle kamen dann noch die Hypertrophie und Atrophie, die Entzündung und Neubildung zu Hülfe. Das Nervensystem und sein Einfluss auf diese oder jene Affection wurden so gut wie ausgeschlossen. Dieser bei Weitem vornehmste Factor im Haushalte jedes höheren Organismus wurde für gewöhnlich ganz ignorirt. Es war unwissenschaftlich sich auf ihn, von dem wir noch so wenig wüssten, zu beziehen, und liebte man es sogar gelegentlich zu witzeln: „Was man nicht definiren kann, das sieht man als Neurose an.“ Wo es aber dennoch einmal nicht anders ging, als auf ihn Rücksicht zu nehmen, da geschah es immer noch mit einer gewissen Reserve und so, dass man ihn in seinen Leistungen allein abhängig sich dachte von den grob mechanischen Einflüssen, welche man auch anderwärts behauptete und von denen wieder einer Hyperämie oder Anämie war. So war z. B. die Epilepsie nur das Resultat einer Hyperämie oder Anämie des verlängerten Markes, der Veitstanz das einer Hyperämie oder Anämie des Rückenmarkes, die sogenannten Zahn- und Unterleibskrämpfe kleiner Kinder das einer Hyperämie oder Anämie des Gehirns und, wenn sie zum Tode führten, das einer Entzündung desselben oder seiner Häute. Ingleichem waren es jedoch auch die Reizbarkeit, die Aufgeregtheit, Schlaflosigkeit von Personen, welche viel und angestrengt mit dem Kopfe gearbeitet hatten, waren es ferner die Hypochondrie und Melancholie und endlich auch die verschiedenen Formen von Geistesstörungen im engeren Sinne des Wortes, welche diese begleiteten oder ihnen folgten.

Und danach war denn auch die Behandlung und gelegentlich die forensische Beurtheilung. Haarseile in den Nacken und Pockensalbe auf den Kopf bis die Knochen sich abschülferten, Blutegel ad anum und dann wieder Beefsteak und Eier, Porter und Ale, Ungarwein, endlich Douchen und Sturzbäder, Kaltwasserkuren waren an der Tagesordnung und bürgerten sich so ein, dass noch heute aus den wohlhabenden Ständen kaum ein Kranker in eine Irren-Anstalt aufgenommen wird, ohne dass er nicht schon diese und jene Kurverfahren durchgemacht hätte, nicht schon auflösende Brunnen getrunken und abführende Pillen genommen, kalte Abreibungen und Uebergiessungen gebraucht oder sich einer besonders nahrhaften Diät befleissigt hätte, nicht schon in Graefenberg, Eckartsberg, Feldberg, Elgersburg, Nassau, Pelonken und wie sonst die bald mehr bald weniger berühmten Wasser-Heil-Anstalten heissen, gewesen wäre. Und in foro? Wo man nicht deutlich wahrnehmbare, ich möchte sagen handgreifliche Veränderungen sah, negirte man dieselben überhaupt und statuirte noch in den verzweifeltsten Fällen Gesundheit und danach Verstellung, Heuchelei, Simulation.

Und wie that man das? Ich weiss nicht, ob man mehr die Dreistigkeit anstaunen soll, mit welcher die Unwissenheit sich gebehrdete, oder den Leichtsinn, mit dem man sich über das Wohl und Wehe des Nächsten hinwegsetzte. Von einem sonst berühmten Professor habe ich über eine Kindesmörderin, die angeklagt war, ihr Kind mittelst Schwefelsäure umgebracht zu haben, indem sie ihm dieselbe theelöffelweise eingeflösst, mit Emphase ausrufen hören, als der Vertheidiger die Frage aufwarf, ob die That nicht vielleicht in einer Art von maniakalischem Anfalle vollführt sei: „Meine Herren, ein maniakalisches Weib ergreift allenfalls sein Kind an den Beinen und schleudert es mit dem Kopfe an die Wand; aber es setzt sich nicht hin und giesst Theelöffel um Theelöffel ihm das ätzende Gift in den Leib!" — Der Ausruf zündete. Die Angeklagte wurde für schuldig erklärt und zu mehrjähriger Zuchthausstrafe verurtheilt.

Es ist möglich, dass diese Verurtheilung vollständig zu Fug und Recht geschah; denn ich weiss nichts weiter von dem Falle. Er liegt über zwanzig Jahre hinter mir und imponirte mir damals nur durch das bestechende Auftreten des Sachverständigen. Es ist aber auch eben so gut möglich, dass der Angeklagten damit ein Unrecht widerfuhr. Und war das der Fall, wer hatte es verschuldet? Geschworene wie Richter waren von dem Gutachten jenes Sachverständigen überzeugt und dem Vertheidiger war der Mund gestopft. Mochte er mit dem Gutachten auch nicht zufrieden sein; für den Augenblick musste er es sich gefallen lassen. Denn es fehlten ihm die nöthigen psychiatrischen Kenntnisse, um es angreifen und in seiner ganzen Blösse darstellen zu können. Und welch' auch nur einigermaassen psychiatrisch gebildeter Mensch wird nicht zugeben, dass dies mit Leichtigkeit hätte geschehen können? Dass die Angeklagte keine Maniaca gewesen, als sie die inkriminirte Handlung beging, das wird wohl nach allen Seiten hin als richtig anerkannt werden müssen, und insofern werden auch wir dem famosen Ausrufe des Sachverständigen beizupflichten haben. Allein musste darum die Angeklagte überhaupt zur Zeit der That auch geistesgesund gewesen sein? Und das zu erfahren, das war es ja, worauf es dem Vertheidiger lediglich ankam, als er die erwähnte Frage stellte. War die Angeklagte das aber nicht, wie anders gestaltete sich dann ihr Loos? Denn gleichgültig beziehentlich dessen blieb es, ob sie maniakalisch oder melancholisch, ob sie eine Furiosa oder Stupida gewesen, wenn die Geisteskrankheit an und für sich nur nachgewiesen war. Und mit einer melancholischen Verstimmung, einer Melancholie schlechtweg, in die sie vielleicht gefallen gewesen. verträgt sich ihre Handlungsweise sehr gut. Kein Irrenarzt wird bezweifeln, dass sie auf Grund einer solchen sehr wohl ihr Kind mit Schwefelsäure, Löffel um Löffel in den Hals gegossen, hat umbringen können. Kommen doch noch ganz andere und viel schauderhaftere Handlungen auf Grund einer solchen Verstimmung vor und erregen dem wirklich Sachverständigen kein Bedenken! Indessen davon war jenem Sachverständigen Nichts bekannt. Er hielt darum sich an das Wort der Frage, ohne auf ihren Geist einzugehen. Mit seinem Ausspruche, dass die Angeklagte zur Zeit der That nicht maniakalisch gewesen sein könnte, was in diesem Falle überhaupt so viel wie geisteskrank hiess, überlieferte er sie, wie die Verhältnisse lagen, ohne Weiteres auf eine Reihe von Jahren dem Zuchthause. Er hätte sie, brachten die Gesetze es so mit sich, auch dem Henker überliefert.

Und dieses Mannes Schüler bis zu einem gewissen Grade auch in Bezug auf Psychiatrie war jener Arzt, von dem ich Eingangs erzählte. War es zu verwundern, wenn er sich nicht correkter benahm, als er gethan, und die Zurechtweisung des Staatsanwaltes herausforderte? Woher sollte er es anders gelernt haben? Auf welcher preussischen oder norddeutschen Universität wurde Psychiatrie in jener Zeit vorgetragen? Und wo das der Fall war, wie geschah es?

Mit Ausnahme von Berlin gab es keinen Lehrstuhl für sie an irgend einer preussischen oder norddeutschen Universität. Hier und da hatte wohl ein Psychiater von Fach den Versuch gemacht, sich zu habilitiren; doch jeder Versuch der Art war fehlgeschlagen. Für gewöhnlich, wenn Psychiatrie überhaupt gelehrt wurde, lehrte sie der Professor der inneren Medicin, der medicinischen Klinik. Bei allem Respect indessen, den man zu allen Zeiten vor den deutschen Klinikern hat haben können, wird man doch nicht gerade zu behaupten vermögen, dass sie in der Psychiatrie je sich besonders hervorgethan hätten. Die Literatur beweist es. Mit wenigen Ausnahmen wie Nasse, Griesinger, Kussmaul, Wachsmuth hat kein deutscher Kliniker sich an ihrem Ausbau zu betheiligen bemüht. Vergebens wird man nach den sonst so klangvollen Namen in ihren Annalen suchen. Wo die Psychiatrie von dem deutschen Kliniker irgendwie behandelt wird, da bringen es die Verhältnisse so mit sich. Lieb indessen gewinnt er sie nie. Sie ist und bleibt ihm das Aschenbrödel. Und was dabei herauskam, kann man sich denken.

Als Publikum einstündig wöchentlich zu einer Zeit vorgetragen, die zu Nützlicherem nicht verwendbar schien, wie die Sommer-Nachmittagsstunden von 2—3, war sie Lehrenden und Lernenden bald überdrüssig, besonders, wenn kein Demonstrationsmaterial vorhanden war oder dasselbe nicht ausreichte, um immer neue und interessante Bilder zur Schau zu stellen. Denn mehr war es kaum, worum es sich dabei handelte. Von einer eigentlichen Analyse des jeweiligen Falles, durch welche man Einblick in sein Wesen, sein Entstehen, Werden bekommen hätte, war nicht die Rede und konnte es auch nicht sein. Dazu hätte der Vortragende selbst mehr psychiatrische Kenntnisse haben müssen, als er gemeinhin besass. Zahlreiche Unrichtigkeiten und selbst gröbere Fehler mussten da nothwendiger Weise auch mit unterlaufen und liefen, wie ich das aus eigener Erfahrung weiss, thatsächlich nur zu häufig mit unter. Habe ich doch von dem mir sonst so hochstehenden Felix Niemeyer eine Melancholia activa mit zeitweiser anscheinend träumerischer Versunkenheit als eine Melancholia cum stupore demonstriren hören. Habe von ihm ich doch gehört, dass diejenige Idee, welche den Kranken unmittelbar vor Ausbruch seiner Krankheit am meisten beschäftigt habe, die für seine Krankheit Charakter gebende sei. War er doch einer der energischsten Vertreter der Ansicht, dass Hyperämie und Anämie die Grundursachen der meisten Geisteskrankheiten seien, dass letztere namentlich aus Säfteverlusten hervorgingen und rite oder irrite begangene Excesse in Venere eine der häufigsten Veranlassungen dazu abgäben. Untersuchte er deshalb doch mit einem Eifer, der auch einer besseren Sache würdig gewesen wäre, die Leibwäsche jedwedes blass aussehenden Geisteskranken und erklärte, ohne im Geringsten daran zu denken, dass es doch auch noch anders sein könnte, sobald er nur den kleinsten Anhalt dafür fand, dass die Krankheit desselben mit sexuellen Vergehungen in Zusammenhang stände. Demgemäss wurde denn auch die Behandlung eingerichtet und zu der auf eine bessere Blutbeschaffenheit abzielenden Diät nicht blos allerhand sittliche Ermahnungen gefügt, sondern der Leib auch noch mit Armaturstücken umgeben, welche seine unnütze Behandlung verhindern sollten. Und Niemeyer stand damit nicht vereinzelt da. Was von ihm, habe ich auch von Anderen, wenn auch mit anderen Worten und in weniger drastischer Weise gehört und gesehen.

Von den Verhältnissen dagegen, welche zwischen Epilepsie und Geisteskrankheit bestehen, welche zwischen Hysterie und ihr vorkommen, welche überhaupt zwischen Nervosität, nervöser Störung und ihnen vorhanden sind, davon habe ich Nichts gehört. Ebenso wenig habe ich auch Etwas erfahren über den Einfluss, welchen die Hereditāt auf Entstehung oder Ausbildung von Geistesstörung hat, über den Zusammenhang, welcher zwischen Tuberkulose und ihr obwaltet, über die verschiedenartigen Verbindungen mit äusseren Schäden, in denen sie als sogenannte Reflexpsychose vorkommt. Nichtsdestoweniger waren diese Zustände den Irrenärzten von Fach schon längst bekannt, und ich war erstaunt von ihnen als Dingen, deren gesetzmässiges Verhalten grossen Theils schon erforscht worden wäre, zu hören, als ich wenige Jahre später in eine Irren-Anstalt eintrat, um meine psychiatrischen Studien zu beginnen. Und wie mir, so ist es auch den bei Weitem meisten Anderen ergangen, mochten sie ihre Studien gemacht haben, an welcher norddeutschen Universität sie auch immer wollten. Von den erwähnten Dingen haben sie so wenig gehört, dass noch heutigen Tages die Mehrzahl aller etwas älteren Aerzte erstaunt aufsieht, wenn man ihnen davon redet; oder auch halb scherzend halb unwillig es abwehrt, dass man ihnen überhaupt so Etwas zu glauben zumuthet.

Trotz alledem sollten derartig vorgebildete Aerzte den Familien in den einschlägigen Fällen doch zuverlässige Helfer und den Behörden, insbesondere den Gerichten, sachverständige Berather sein. Was sie in der That waren, davon haben wir schon gehört. Es mag hart und wenig collegialisch klingen, dass ich das so unumwunden ausspreche. Ich stehe damit aber nicht allein. Ich spreche nur aus, was jeder Irrenarzt auch denkt. Und soll Abhülfe werden, so müssen die Schäden klar zu Tage liegen, um deren Beseitigung es sich handelt.

Vornehmlich jedoch waren es die Behörden und unter diesen wieder die Gerichte, welche sich übel berathen und so gut wie verlassen sahen. Wie weit es die Familien auch waren, das wussten sie selbst nicht. Denn die Geisteskrankheiten galten im Publikum damals noch so ziemlich als unheilbar und in Folge dessen als ein nicht zu milderndes Uebel. Die Unglücklichen, die in ihren Familien ein Glied hatten, das ihnen zum Opfer gefallen war, ergaben sich in ihr Schicksal. Nachdem alles Mögliche, aber meist Zweckwidrige, wie z. B. Zerstreuungen durch Reisen, Theater, Concerte und Gesellschaften, vor denen der Kranke schon ein Grauen hatte, nachdem dies Alles also erst versucht worden war, brachte man ihn endlich so geräuschlos wie möglich in ein Irrenhaus und bot Alles auf, damit es geheim bliebe und die Schande nicht offenbar würde, welche dadurch über ihn und seine ganze Familie gekommen wäre. Nur in seltenen Fällen kam er danach von dort wieder heraus und in noch seltneren als ein für das Leben und seine Anforderungen wieder brauchbarer Mensch. Wie hätte es auch anders sein können? Schickte man den Kranken doch erst in das Irrenhaus hinein, nachdem Alles an ihm versucht und verdorben war! Uebergab man ihn doch nicht demselben, um in ihm Hülfe für ihn zu suchen; sondern weil man ihn für verloren hielt und ihn vor den Augen der Welt zu verbergen trachtete. Die übermässige Zunahme an Geisteskranken in den Irren-Anstalten, die, wie viele ihrer auch entstehen mögen, in wenigen Jahren bis unter das Dach mit Insassen gefüllt sind, ist nicht zum kleinsten Theile darauf zu schieben, dass die Kranken den Anstalten erst zugeführt werden, wenn sie, um es kurz zu sagen, in rationeller oder irrationeller Weise verpfuscht sind. Und das kommt daher, weil das Gros der Aerzte nicht weis, wo und wie Geisteskrankheiten anzupacken sind. — Nicht so die Behörden, insbesondere die Gerichte! Sie sahen die Sache als nicht so unabänderlich an. Sie wollten sich daher auch nicht so unbedingt in das Schicksal ergeben, immer ohne Rath, ohne Hülfe zu bleiben. Sie drangen daher auf Aenderung der Verhältnisse und auf die Beschaffung von brauchbaren Sachverständigen. Was die Folge davon war, wissen wir bereits. Das vorgesetzte Ministerium fordert die medicinischen Fakultäten auf, sich über die Einführung des psychiatrischen Unterrichtes auf den Universitäten Zwecks Verbreitung psychiatrischer Kenntnisse bei den Aerzten gutachtlich zu äussern und in welcher Weise diese sich des Auftrages entledigen, haben wir erfahren.

Um die Sache indessen nicht beim Alten zu lassen und gegen die vorhandenen Uebelstände so viel als möglich Abhülfe zu schaffen, wird von Seiten des Ministeriums, nachdem der vorgeschlagene Weg sich als ein verfehlter erwiesen, ein anderer betreten. Es wendet sich unter dem 22. September 1860 an die Oberpräsidenten der Provinzen und giebt ihnen auf, sich mit den Ständen dieser letzteren in Benehmen zu setzen und dahin zu wirken, dass sie, die Stände, um dem grossen Mangel an psychiatrisch gebildeten Gerichtsärzten zum Wohle des Ganzen abzuhelfen, in ihre Irren - Anstalten Volontair - Aerzte aufnehmen und dadurch im Laufe der Jahre einer Anzahl von Aerzten Gelegenheit geben, sich in der Psychiatrie auszubilden. Die Irren - Anstalten sollten diesen Aerzten nur freie Station gewähren; der Staat selbst aber werde ihnen eine jährliche Remuneration von 200 Rthrn. zuwenden und, wenn sie wenigstens ein Jahr in einer solchen Anstalt thätig gewesen, bei der Besetzung von Physikatsstellen caeteris paribus den Vorzug vor den Mitbewerbern geben.

Allein auch diese Maassregel hatte nicht den gewünschten Erfolg. Sei es, dass sie nicht in gehörigem Umfange bekannt wurde, sei es, dass die Geringschätzung, welche die Psychiatrie auf den Universitäten erfuhr, das Ihrige dazu beitrug, kurzum nur ganz vereinzelt wurde von den gewährleisteten Beneficien Gebrauch gemacht, und ich glaube nicht, dass in den rund zwanzig Jahren, dass die ganze Maassregel in Kraft ist, viel mehr als hundert Aerzte in Preussen sich dieselbe zu Nutze gemacht haben. Auch in Baden, wo dieselbe Institution seit dem Jahre 1851 besteht, hat sie nicht den Erwartungen entsprochen; weil auch da nur unverhältnissmässig wenig Aerzte dieselbe auszubeuten gesucht haben. In den letzten fünf bis sechs Jahren ist das allerdings in einem reicheren Maasse geschehen als früher. Doch was will Das viel sagen! Denn vordem kam es nur ganz ausnahmsweise und an manchen

Anstalten gar nicht vor. Ja an einigen dürfte noch bis auf den heutigen Tag kein Volontairarzt gewesen sein.

Die Folge davon war, dass Alles blieb, wie es gewesen, und dass es so geblieben fast bis zur Stunde. Die weitaus meisten Aerzte ermangeln auch des allernothwendigsten psychiatrischen Wissens und doch in der Meinung stehend, die Sache zu kennen, weil kennen zu müssen — das Publikum und namentlich auch das richterliche glaubt ziemlich allgemein, dass jeder Arzt psychiatrische Vorlesungen zu hören oder gar einen praktisch-psychiatrischen Cursus durchzumachen habe —, wirken sie oftmals mehr zum Schaden als zum Nutzen. Richter, Staatsanwälte, Gefängniss- und Strafanstalts-Beamte, Männer, welche viel mit Leuten von zweifelhafter Gemüthsrichtung und zweifelhaftem Charakter umzugehen haben, die haben auch ganz gewöhnlich ein viel richtigcres psychiatrisches Urtheil als sie und wissen darum oft genug noch aus dem Umstande, dass sie selbst nicht an das Gutachten der Aerzte im gegebenen Falle gebunden sind, das Unheil zu verhüten, das sonst aus deren bezüglichen Unkenntniss und schiefen Darlegung sich ergeben müsste.

Auf Antrag eines Staatsanwaltes wurde ich gerichtlich darüber vernommen, ob es wohl denkbar sei, dass ein notorisch geisteskranker Mensch, welcher alltäglich über zwölf Stunden nicht recht Etwas von sich wisse, in der übrigen Tageszeit, die ein Lucidum intervallum repräsentire, sich in einem vollständig geistesfreien Zustande und nicht vielmehr in einem, die freie Willensbestimmung ausschliessenden, krankhafter Störung der Geistesthätigkeit befinde? — Es handelte sich nämlich um eine Frauensperson, welche bereits durch längere Zeit in einer Irren-Anstalt gewesen, aus dieser ungeheilt entlassen worden war, und die nun einen Diebstahl begangen hatte. Bei der Untersuchung des letzteren stellte sich heraus, dass ihre Geistesfähigkeiten nicht intact wären. Ein Arzt wurde mit ihrer Untersuchung und der Berichterstattung darüber betraut. Er findet, dass die Person geisteskrank sei, schildert, wie allabendlich zwischen 10 und 11 Uhr sie einen eigenthümlichen Krampfanfall bekomme, auf den dann ein benommener Geisteszustand und endlich ein lethargischer Schlaf folge, aus welchem sie erst gegen Mittag des anderen Tages gewaltsam erweckt werden müsse; dann aber sei sie geistig frei. Zwar könne sie keinen Widerspruch ertragen. Sie tobe, lärme, dass das Haus erzittere. Sie werfe auch den Leuten hölzerne Pantoffeln nach dem Kopfe, zertrümmere Möbel und Geschirr, vermöge sonst aber ganz vernünftig zu reden und den Verhältnissen und der Lage entsprechend scharfsinnig und richtig zu urtheilen und somit jede Handlung, sie sei gut oder schlecht, mit Ueberlegung wie jeder geistesfreie Mensch auszuführen. Der Arzt schildert also eine epileptische, schwachmüthige Person, die keiner stärkeren Anreizung widerstehen kann ohne zu lärmen, ohne zu toben, und erklärt sie doch, weil sie zu gewissen Zeiten einige richtige Antworten zu geben vermag, in diesen für geistesgesund.

Auf Verlangen eines Schwurgerichtshofes wurde ich als Sachverständiger vorgeladen, weil das Gutachten zweier anderer Sachverständigen, welches bereits eingeholt worden war, so sehr der Sachlage zu widersprechen schien, dass, wurde ihm Rechnung getragen, das Rechtsgefühl der Bevölkerung auf das Tiefste verletzt werden musste. Es handelte sich um eine jugendliche Brandstifterin, ein Dienstmädchen, das Stroh, welches vermöge seiner Lage ein Wohnhaus in Brand zu setzen geeignet gewesen war und auch wirklich schon in Brand zu setzen angefangen hatte, das dieses Stroh blos darum angezündet, um eine andere Person zu ängstigen. In allen Instanzen, welche die Untersuchung durchgemacht hatte, war die Person wegen geistigen Defects, Imbecillität, für unzurechnungsfähig erachtet und darum schliesslich ausser Verfolgunng gesetzt worden. Die Staatsanwaltschaft erhob dagegen Protest und zwar, weil die Unzurechnungsfähigkeit, die allerdings vorzuliegen schiene, erst sachgemäss festgestellt werden müsste. Daraufhin wurden zwei Aerzte, unter ihnen ein Kreisphysikus mit der Untersuchung der Person und Abstattung eines Gutachtens über ihren Geisteszustand beauftragt, und diese erklärten sie für geistesgesund und zurechnungsfähig. Die Verfolgung wurde nunmehr wieder aufgenommen und auch bald die förmliche Anklage erhoben. Die Person wurde in Untersuchungshaft gebracht, in welcher sie sieben Monate verblieb, wurde vor das Schwurgericht und nach dem damals geltenden Strafgesetze vor eine eventuelle Zuchthausstrafe von zehn Jahren gestellt, und ihre Verurtheilung unter den gegebenen Verhältnissen war so gut als gewiss. Die sämmtlichen juristischen Sachverständigen, alle Personen, welche die Angeklagte näher kannten, selbst die von ihr durch Brandstiftung geschädigten, waren der Ansicht, dass diese eventuelle Strafe zu Dem, was wirklich begangen worden war, in keinem Verhältnisse stände. Denn ein Verbrechen läge eigentlich gar nicht vor; weil nach allen Erhebungen der That keine verbrecherische Absicht zu Grunde gelegen hätte. Sie schiene vielmehr das Resultat einer kindisch-albernen Gemüthsbeschaffenheit zu sein, welche mit einem gewissen Schwachsinne vergesellschaftet, aus einer kranken Körperkonstitution hervorgegangen sei. Um dem drohenden üblen Ausgange des eingeleiteten Verfahrens zu begegnen, schien es darum nothwendig, die Gutachten der beiden Sachverständigen, wenn es ginge, zu entkräften. Der Gerichtshof beschloss deshalb einen Psychiater von Fach zuzuziehen, und in Folge dessen wurde ich vorgeladen, und mir eine neue Begutachtung des Gemüths- resp. Geisteszustandes der Angeklagten aufgegeben. Die Untersuchung ergab, dass man es mit einer, obgleich achtzehnjährigen, so doch noch ganz unentwickelten Person zu thun hatte, die auffallend schwachsinnig, kaum über die nächstliegenden Dinge Auskunft zu geben vermochte, die aus einer kranken Familie stammte und selbst mit allerhand schweren Leiden

Bleichsucht, Schlafsucht, Schlafwandeln, Kopfschmerzen, Magenkrämpfen, Gliederreissen u. dgl. m. behaftet war, gerade in der Zeit, wo sie die incriminirte Handlung vollbracht hatte, an einer so argen Schlafsucht gelitten haben soll, dass sie am hellen, lichten Tage beim Kinderwarten eingeschlafen und geweckt immer wieder eingeschlafen wäre, und die darum doch unmöglich wie ein geistig wohl entwickelter und noch dazu gesunder Mensch hat handeln können. Die erwähnten Sachverständigen hatten sich auch hier durch einige vernünftige Antworten täuschen lassen und den sonstigen Verhältnissen nicht die nöthige Beachtung geschenkt. Ihnen waren die Beziehungen derselben zum Geistesleben nicht in erforderlichem Maasse bekannt. Sie sahen dieselben vielmehr als gleichgültig für selbiges an und mussten danach nothwendiger Weise zu Fehlschlüssen gelangen.

Auf Veranlassung des vorgesetzten Officiers musste ein Militärsträfling zu N. wegen wahrscheinlicher Geistesstörung demselben Lazarethe zur Beobachtung und Feststellung der bezüglichen Thatsachen wieder übergeben werden, aus dem er erst vor wenigen Tagen, von einem Fussleiden geheilt, entlassen worden war. Der Mann war während des Krieges gegen Frankreich wegen eines groben Subordinationsvergehens in der Front — er hatte einen Compagnie-Officier mit der Waffe anzugreifen gedroht — zum Tode verurtheilt worden. Das Urtheil war in lebenslängliche Festungsstrafe umgewandelt worden, und die Verbüssung derselben sollte in N. stattfinden. Als dieser Mann daselbst ankam, war er fusskrank und musste in das Lazareth geschafft werden. Ungefähr sechs Wochen dauerte es, ehe er aus demselben wieder herauskam und, als er herauskam, entdeckte der vorgesetzte Officier der Strafcompagnie, weil die alberne Dummdreistigkeit, mit welcher er auftrat, sich kaum anders erklären liesse, dass er wahrscheinlich geisteskrank wäre. Auf Veranlassung dieses Officiers eben wird unser Sträfling nun noch einmal und zwar zu dem schon erwähnten Zwecke in das Lazareth befördert, und da wird denn jetzt auch, nachdem die Augen geöffnet worden sind, von Seiten derselben Aerzte, welche ihn vorher zu behandeln gehabt hatten, festgestellt, dass er bereits total verrückt sei. Unter dem dem Lazarethe gegenüberliegenden Scheunendache wohnt ihm ein Liebchen. Das ist eine vornehme Dame. Die vornehme Dame wird zur Prinzessin. Die Prinzessin wird zur Kaiserin Eugenie. Er selbst aber ist Officier. Bald wird er General und endlich der deutsche Kaiser selbst. In Wahrheit ist er aber ein ganz alberner Hanswurst, der sich in den einfältigsten Possen und fadesten Witzen gefällt und gern sich zur Kurzweil der Kameraden hergiebt. Der Mann musste schliesslich in die Greifswalder Irren-Anstalt gebracht werden, in welcher es noch gelang im Verlaufe von zwei Jahren ihn so weit herzustellen, dass er doch einigermaassen wieder für das Leben brauchbar wurde.

Ein einundzwanzigjähriger Kanonier war mit drei Monaten Festung bestraft worden. Schon während der Haft, und noch mehr nach derselben war er melancholisch und endlich vollständig geisteskrank geworden. In dem betreffenden Garnisonlazarethe wurde er sorgfältig beobachtet und behandelt. Aber Woche um Woche und Monat um Monat verging, ohne dass eine Besserung eintrat. Endlich glaubten die Aerzte alle Hoffnung aufgeben zu müssen und, als sie gar noch konstatirt hatten, dass Bewegungsanomalien in den verschiedensten Muskelgebieten sich ausbildeten, hielten sie den einundzwanzigjährigen Menschen für der allgemeinen progressiven Paralyse verfallen und sprachen seine Unheilbarkeit aus. Er müsse in eine Irren-Bewahr-Anstalt gebracht werden, lautete das weitere Urtheil. Nun ist aber eine Vorschrift vorhanden, nach welcher bezüglich der Militärpersonen Dieses nicht eher geschehen darf, als bis ein ordentliches Heilverfahren eingeschlagen worden und sich als erfolglos erwiesen hat, und der vorgesetzte Generalarzt hielt dafür, dass das bisher befolgte nicht als ein solches anzusehen sei. Der Kranke wurde darum erst noch einmal in die Greifswalder Irren-Anstalt gebracht. Von allgemeiner progressiver Paralyse war bei ihm keine Spur vorhanden. Er war Epileptiker und stotterte, und daraus erklärte sich Alles. Sein geistiger Zustand besserte sich in verhältnissmässig kurzer Zeit. Die epileptischen Anfälle verloren sich; das Stottern liess nach, und so wurde er nach wenigen Monaten Aufenthalt in der Anstalt wieder entlassen. Er begründete darauf ein Geschäft, verheirathete sich und erfreut sich noch heute, nach Jahren, seines Lebens in ziemlich unbehinderter Weise im Kreise seiner Familie.

Es wäre leicht die Zahl solcher Beispiele zu vermehren. Man denke nur an die von Zeit zu Zeit in den öffentlichen Blättern auftauchenden einschlägigen Familienangelegenheiten und das Verhalten so vieler der dabei betheiligten Aerzte. Allein es kommt mir nicht darauf an, Sensationsgeschichten zu verbreiten; ich will nur durch einige eklatante Fälle die obige Behauptung rechtfertigen, die sonst ihres allgemein gehaltenen Charakters wegen leicht als zum Mindesten übertrieben angesehen werden könnte, und die doch ausgesprochen werden muss, soll es anders, soll es besser werden.

Wo indessen die Sachen so liegen, dass die Unkenntniss der betheiligten Aerzte in psychiatrischen Dingen durch andere, in ihnen wenigstens mehr erfahrene und routinirte Männer nicht corrigirt zu werden vermag, da kann es denn zu den schlimmsten Zuständen kommen, die man sich überhaupt nur zu denken im Stande ist. Und thatsächlich ist es auch schon mehrfach zu ihnen gekommen. Ich erinnere blos an den traurigen Fall des Hauptmann von Besser, der im Jahre 1862 in Graudenz sich ereignete und es mit sich brachte, dass eine ganze Compagnie Soldaten, hundert und einige zwanzig Mann, zu langjähriger, zum Theil lebenslänglicher Festungstrafe verurtheilt wurde. Der Hauptmann von Besser hatte nämlich schon seit längerer Zeit diese seine Compagnie auf das Empfindlichste gequält und misshandelt. Die von derselben vorgebrachten Beschwerden hatten indessen keine Aenderung darin zur Folge gehabt, und da, um ein für alle Male die üble Behandlung los zu werden, wurde eine Verschwörung in der Compagnie angezettelt. Eines Tages verweigert dieselbe, ausgenommen den Feldwebel und Fähnrich, wie ein Mann dem Hauptmanne den Gehorsam. Was einzig und allein danach geschehen konnte, geschah. Das schwerste Verbrechen, offene Meuterei, war begangen worden. Festungsstrafe für lange, zum Theil für alle Zeit war und konnte nur das Loos der Unglücklichen sein, die sich zu dem verzweiflungsvollen Schritte hatten hinreissen lassen. Dieselbe Untersuchung aber, welche diese traurigen Folgen nach sich zog, führte gleichzeitig auch zu der Erkenntniss, dass der Hauptmann von Besser schon seit langer Zeit von einer schweren, unheilbaren Geisteskrankheit befallen war. Er wurde in eine Irren-Anstalt gebracht, wenn ich nicht irre, nach Allenberg, und ist in dieser in kurzer Zeit als paralytisch Blödsinniger zu Grunde gegangen. Dieser entsetzliche Fall, hätte er sich nicht verhindern lassen, wenn rechtzeitig die Krankheit des gewiss auch unglücklichen Hauptmannes erkannt worden wäre? Ein Geheimniss ist es doch sicherlich nicht gewesen, wie er seine Compagnie behandelte. Wenn die Aerzte des Bataillons oder Regiments diese richtig zu beurtheilen und gehörigen Orts als Das, was sie war, klar zu legen verstanden hätten, so ist gar nicht daran zu zweifeln, dass rechtzeitig der kranke Hauptmann entfernt und Allem, was durch ihn kam, vorgebeugt worden wäre.

Im Jahre 1866, als ich in der Halleschen Irren-Anstalt mein Tirocinium durchmachte, befand sich in derselben auch ein Hauptmann, welcher der allgemeinen progressiven Paralyse verfallen war. In der Krankheit war eine von den längeren Remissionen eingetreten, wie sie im Verlaufe derselben gar nicht so selten sind. Ich wurde gelegentlich von dem Obersten des Regiments, welchem der Hauptmann angehörte, gefragt, wie es demselben ginge. Meine Antwort war: „Gut! Er wird möglicher Weise bald wieder entlassen werden.„ „„Nun, aber dienstfähig wird er doch wohl nicht mehr werden,““ entgegnete der Oberst. „Vielleicht doch!“ „„Können Sie garantiren, dass er nicht alsbald rückfällig wird und dann wieder Dinge begeht, wie er sie begangen?““ „Das nicht!“ „„Nun, dann kann er auch nicht mehr im Dienste bleiben.““ „Das ist aber hart für den Mann und führt möglicher Weise bald seinen Untergang herbei.“ „„Das mag sein. Aber denken Sie an die unglückselige Besser'sche Geschichte. Es ist gerechter, dass ein Mensch zu Grunde geht, als dass durch ihn hundert Andere zu Grunde gerichtet werden.““ Ich habe mir Das als ein goldenes Wort gemerkt und wünschte, dass Andere es auch thäten, die leider nur zu oft lediglich den augenblicklichen Vortheil des Einzelnen im Auge haben, ohne daran zu denken, vielleicht es auch nur zu ahnen, dass daraus das Verderben von zehn, von hundert, von tausend Anderen entspringen kann. Dazu beweist es, wie man in unseren höheren militärischen Kreisen über manche sociale Frage denkt, und wie Vieles nur auf den Arzt, sein Wissen und Können ankommt, um Unheil zu verhüten.

Und wenn nun schon in so untergeordneten Stellungen, wie doch noch immer die eines Hauptmanns ist, so Entsetzliches sich ereignen kann, wie vielmehr in höheren, belangreicheren! Müsste da nicht ganz besonders gewacht werden über das geistige Leben ihrer Träger und, wo sich zeigt, dass dasselbe sich von dem früheren normalen oder relativ normalen Verhalten verschieden zu zeigen angefangen hat, auf deren Entfernung gedrungen werden? Das scheint so natürlich und geschieht doch gewiss auch immer? Und dennoch habe ich während des Feldzuges gegen Dänemark einen ebenfalls an allgemeiner progressiver Paralyse leidenden Major durch Monate an der Spitze seines Bataillons gesehen, und in einer der grössten und folgenreichsten Schlachten dieses Jahrhunderts soll sogar ein geisteskranker General kommandirt haben. Die Krankheit des Ersteren war schon während des Feldzuges so weit vorgeschritten, dass ohne seinen Adjutanten er nur Thorheiten beging und bald nach Beendigung des Feldzuges ihr erlag. Ueber die des Letzteren ist mir nichts Näheres bekannt geworden. Doch habe ich gehört, auch sie wäre bereits so weit gediehen gewesen, dass er, der General, mitten im Siege seiner Truppen dagesessen und lamentirt hätte, dass Alles verloren.

Durch beide Kranke ist kein Unglück herbeigeführt worden. Ein gütiges Geschick hat jedes grössere Uebel wohlwollend abgewandt. Allein wie leicht, wie sehr leicht hätte es anders kommen können, und was dann? — Beide Offiziere wurden entfernt, nachdem ihre Geisteskrankheit offenbar geworden war, jeder Laie sie erkannte. In derselben frivolen Weise, in der alltäglich über Verrücktheit, Schwachköpfigkeit, Blödsinn gesprochen wird, wurde bis dahin zum wenigsten über den unglücklichen Major auch gesprochen. Ob in dem anderen Falle es ebenfalls geschehen, — er liegt weit zurück —, weiss ich nicht. Was aber das Schlimmste bei der Sache war, die nächstbetheiligten Aerzte thaten es mit. Denn sie hatten ja keine Ahnung von Dem, was vorlag. Nur ein junger Arzt, der eine Zeit lang in einer Irren-Anstalt thätig gewesen war, sprach anders. Als er indessen einmal ernstlich sprach, wurde er der Voreiligkeit geziehen. Denn keiner der übrigen Aerzte stimmte ihm bei. Er hütete sich danach noch ein Wort darüber laut werden zu lassen und theilte nur mir gelegentlich mit, was sein Bataillonskommandeur wieder für schnurrige Sachen gemacht hätte, und dass Niemand einsehen wolle, aus welchem Grunde.

Ein anderer grosser Uebelstand, der daraus entspringt, dass die Aerzte im Allgemeinen nicht im Besitze der für das Leben nothwendigen psychiatrischen Kenntnisse sind, trifft die national-ökonomische Seite. Er ist schon angedeutet worden. Seit zwanzig Jahren werden in Deutschland, namentlich aber in Preussen, zahlreiche Irren-Anstalten gebaut. Allein wie viel ihrer auch entstehen mögen, es dauert nicht lange und bald sind sie bis unter das Dach gefüllt. Die Zunahme der Bevölkerung an und für sich; die Zunahme der geistigen Erkrankungen in Folge der grösseren und oftmals vergeblichen Kraftanstrengungen, welche die complicirten Lebensverhältnisse der Jetztzeit für den Einzelnen mit sich bringen; das Unvermögen, gewisse Kranke in Folge derselben Verhältnisse in der Häuslichkeit so zu überwachen und durch das Leben zu führen, wie Das unter früheren, einfacheren Verhältnissen möglich war, dieses Alles und vielleicht noch manches Andere, gewissermaassen Unabänderliche, mag dazu beitragen. Nicht ohne grossen Einfluss darauf ist aber gewiss auch der Umstand, dass so überaus häufig die Kranken erst dann in die Anstalten gebracht werden, wenn nichts Anderes mehr mit ihnen zu machen ist, als sie kunstgerecht zu verpflegen.

Die meisten Aerzte haben auch nicht die geringste Vorstellung davon, wie es in einer Irren-Anstalt aussieht, wie es darin zugeht. Wie etwa Reyl sich einmal dachte, dass es sein müsste, als er zu Anfang dieses Jahrhunderts seine Rhapsodien schrieb; wie etwa Philipp Galen sich vollstellte, dass es wohl sein könnte, als er seinen Irren von St. James dem sensationsbedürftigen Publikum schenkte; so ungefähr denken sich die Meisten auch noch heute das Leben und Treiben in einer solchen. Wohl haben sie gehört, dass man gegenwärtig die Kranken nicht mehr zum Vernünftig-Werden zu zwingen suche, dass Conolly's No-restraint-system sie in milderer Weise dazu zu bringen bestrebt sei; was sie sich jedoch darunter vorzustellen haben, das sind ihnen böhmische Wälder. Ganz gewöhnlich hört man denn auch als Anstaltsarzt, wenn man den Angehörigen der Kranken darüber Vorwürfe macht, dass sie so spät und vielleicht schon zu spät die Kranken in die Anstalt bringen: „Ja, wir hätten es auch wohl schon früher gethan; aber der Doctor hat uns gesagt, dazu wäre immer noch Zeit. Denn da würden die

Kranken erst recht verrückt.“ Und wenn man dann frägt, welcher Doctor es gewesen, der das gesagt, so bekommt man nicht selten Namen zu hören, bei deren Nennung man es zunächst für unmöglich hält, dass so Etwas ausgesprochen worden; bis denn Erkundigungen freilich sicher stellen, dass es thatsächlich geschehen. Inzwischen haben aber die betreffenden Herren die Kranken nach den oben erwähnten Grundsätzen Wochen und Monate lang behandelt, Blutentziehungen vorgenommen, wo eher Blut hätte eingeflösst werden müssen, Laxanzen und Drastika gegeben, wo eine roborirende Diät, Fleisch, Eier, Milch nothwendig waren. Sie haben von Angst und Unruhe Geplagte in finsteren Stuben, in Zwangsjacken und Zwangsbetten gehalten und, wenn es nicht ausreichte, binden lassen, so dass bisweilen sogar nicht unerhebliche Verletzungen daraus entstanden, Unglückliche, für welche möglichst langer Aufenthalt und freie Bewegung in frischer Luft die allerersten Bedingungen waren. Mit Opium, Morphium, Chloral, bis zur Ausbildung schwerer Dyskrasien, haben sie Leute tractirt, denen vor Allem ein normales Blut zu verschaffen, die Hauptaufgabe gewesen wäre. Erst im vergangenen Jahre noch habe ich die Leiche einer tobsüchtigen Frau obducirt, die, nachdem sie acht bis zehn Wochen in ihrem Hause mit Chloral behandelt worden war, an demselben Tage, an welchem sie in der Greifswalder Anstalt anlangte, an den Folgen des Transportes starb, weil sie auf Grund einer fettigen Degeneration des Herzens, im Zusammenhange mit entsprechender Entartung des Magens, des Darmes, der Leber, die Anstrengungen desselben nicht mehr hatte aushalten können. Und was nun noch die kalten Abreibungen, die kalten Uebergiessungen und Douchen betrifft, oder auch die Reizungen mittelst des elektrischen, insbesondere des schmerzhaften Inductionsstromes, die alle so gern in Anwendung gezogen werden, so lässt sich dreist behaupten, dass gar Mancher frühzeitig dem Blödsinn überliefert worden ist, der durch Fernhalten aller stärkeren Reize und durch andauernde Ruhe in horizontaler Lage wieder der Genesung hätte entgegengeführt werden können. Man umgeht eben die Irren-Anstalt, weil man sie nicht kennt, so lange man kann und entschliesst sich erst, sie aufzusuchen, wenn der betreffende Kranke sich ein Paar Stockwerke hoch aus dem Fenster gestürzt, sich aufzuhängen, den Hals, die Pulsadern zu durchschneiden, durch anhaltende hartnäckige Nahrungsverweigerung umzubringen gesucht hat, kurz wenn in den bisherigen Verhältnissen er unter keinen Umständen mehr gehalten werden kann. Käme etwas Aehnliches, Entsprechendes in der Chirurgie, der Ophthalmiatrie, der Gynäkologie vor, man würde den Arzt grober Kunstfehler zeihen, ihn bestrafen und womöglich ihm die Approbation entziehen. Und da ist es denn eben nicht zu verwundern, wenn die Meisten, die den Irren-Anstalten als krank zugeführt werden, auch in ihnen bleiben und um so länger, je besser die Anstalten eingerichtet sind und je humaner sie geleitet werden. Denn alsdann leben die Kranken länger in ihnen. Dass dadurch aber die Unterhaltungskosten der Anstalten von Jahr zu Jahr wachsen und der Säckel der Steuerzahler immer mehr in Anspruch genommen wird und das Nationalvermögen eine Schädigung erleidet, liegt auf der Hand und beweisen die zunehmenden Klagen der Herren Stände, denen die Sorge für die Irren-Anstalten obliegt.

Die Kosten des Irrenwesens, so weit es durch die bezüglichen Irren-Anstalten repräsentirt wird, belaufen sich gegenwärtig in Deutschland schon auf viele Millionen. Man baut keine grössere Anstalt mehr unter 1,000000 bis 1,500,000 Mark. Manche der vorhandenen Anstalten kostet an 3,000000 und darüber. Blos zur Erweiterung der Münchener Anstalt sind im Jahre 1875 oder 1876 mehr als 1,500,000 ausgeworfen worden. Jede Million verzinst sich mit 50,000 Mark. Diese Zinsen fehlen dem Verkehr. Dazu kommen die Abnutzungskosten an Gebäuden, Material etc. und endlich die jährlichen Verpflegungskosten der Kranken und was dazu gehört, der Aerzte, Beamten, Wärter u. s. w., die bei grösseren Anstalten auch 200,000 bis 300,000 und noch mehr Mark betragen. Ich halte es für überflüssig daraus ein Additionsexempel zu machen. Es leuchtet von selbst ein, dass Millionen jährlich auf diese Weise verbraucht und vom Steuerzahler erhoben werden müssen und je länger um so schwerer beschafft werden können. Es ist aber unter den gegenwärtigen Verhältnissen nicht nur keine Aussicht vorhanden, dass dieselben sich verringern werden; sondern es lässt sich mit grösster Bestimmtheit sagen, dass sie noch anwachsen werden und in um so grösserem Maasse, je länger man zögert, das was nothwendig geworden, auch zu vollführen. Im Jahre 1864 wurde die kurmärkische Landes-Irrenanstalt zu Eberswalde, für 300—400 Kranke eingerichtet, eröffnet. Schon nach wenigen Jahren zählte sie zwischen 500 und 600 Kranke. Jetzt ist die Zahl derselben näher an 1000, als an den ursprünglichen 300—400, auf welche sie angelegt worden. Im Jahre 1876 wurde die pommersche Provinzial-Irrenanstalt bei Ueckermünde ihrer Bestimmung übergeben. Es sollten 200 Kranke Unterkommen in ihr finden und man glaubte damit dem bezüglichen Bedürfnisse auf lange Zeit Genüge geleistet zu haben. Heute enthält die Ueckermünder Anstalt schon an 300 Kranke und es lässt sich mit ziemlicher Gewissheit bestimmen, dass selbst nach passender Erweiterung, sie doch in drei bis vier Jahren keinen einzigen Kranken mehr wird aufnehmen können. Soeben erst ist die grosse Berliner Irren-Aanstalt zu Dalldorf eröffnet worden. Sie kostet 3,500,000 Mark, ist auf 1020 Kranke angelegt, kann 1100—1150 beherbergen und wird nächstens doch schon so besetzt sein, dass nicht einmal mehr alle die Geisteskranken, für welche die Stadt Berlin augenblicklich zu sorgen hat, in ihr werden untergebracht werdenkönnen. Für mehr als 150 wird anderweit ein Unterkommen beschafft werden müssen. Soll nun Das, was eben erst gesagt worden, nicht geschehen, soll es anders, besser werden, so müssen die Verhältnisse, aus denen Alles entspringt, selbst geändert und gebessert werden.

Dazu können indessen nur zwei Dinge förderlich sein. Erstens ist es nöthig an den auf das Zweckmässigste eingerichteten Anstalten möglichst tüchtige Aerzte in ausreichender Zahl anzustellen, Aerzte, welche mehr ihr Vergnügen und ihren Ruhm in der Heilung der Kranken finden, als in der peinlichen Beaufsichtigung und billigsten Verwaltung der Anstalt selbst; und zweitens muss dafür Sorge getragen werden, dass den Irrenanstalten kein übermässiges und bereits verdorbenes Material zugeführt werde.

Was den ersten Punkt betrifft, so finden wir bei einer Umschau an den Irrenanstalten Deutschlands, ja ganz Europas, nur selten die geforderten Bedingungen erfüllt. Ganz davon abgesehen, dass unbegreiflicher Weise immer noch an denselben als leitende Persönlichkeiten Aerzte angestellt werden, welche um die Psychiatrie bis dahin sich so gut als gar nicht bekümmert haben, die als Kreisphysiker selbst, welche sie bis dahin vielleicht gewesen, sich nicht einmal hervorgethan haben, und die als Verwaltungsbeamte nichts taugen, weil sie das „Praetor minima non curat“ nicht kennend, allzusehr in Hausvatergeschäften aufgehen und die grösseren Zielpunkte, auf welche loszugehen wäre, aus dem Auge verlieren, also ganz abgesehen davon, finden wir nur ausnahmsweise einmal an den öffentlichen Irrenanstalten, und von diesen kann ja blos die Rede sein, die erforderliche Anzahl von Aerzten. An Anstalten mit 200 bis 300 Kranken sind ganz gewöhnlich nur zwei Aerzte angestellt, von denen einer der Direktor, noch durch eine Menge anderer, als rein ärztlicher Arbeiten in Anspruch genommen wird. An Anstalten mit 600 bis 800 Kranken existiren sehr oft ihrer blos drei oder vier, von denen wieder einer, der Direktor, als Arzt so gut wie gar nicht zu zählen ist, weil er durch anderweitige Geschäfte, direktoriale und nichtdirektoriale, vollständig absorbirt wird. Wo soll da von einer erfolgreichen Behandlung der

Kranken die Rede sein? Das verlangen heisst Unmögliches verlangen, das überhaupt nur vorauszusetzen, ist ein Unding. Wenn in Irren-Anstalten Etwas geleistet werden soll, darf die zu bewältigende Arbeit nicht zu gross sein, müssen Aerzte in hinreichender Zahl vorhanden sein und ihrer Hauptaufgabe, der Heilung der Kranken, nicht durch allerhand, zum Theil recht gleichgültige Nebenarbeit entzogen werden. Der Kostenpunkt von einigen Tausend Mark jährlich mehr kann dabei nicht in Betracht kommen. Er wird nicht blos reichlich, er wird vielfach aufgewogen werden durch die Ersparnisse, welche im Laufe der Zeit am Ganzen gemacht werden. Denn auch hier gilt, dass kleine Ausgaben zu rechter Zeit grössere vermeiden machen, und dass zuletzt Nichts theurer ist, als Sparsamkeit am unrechten Orte.

Was den zweiten Punkt betrifft, so ist dieser allein zu erreichen dadurch, dass wir ein wenigstens einigermaassen psychiatrisch gebildetes ärztliches Publikum bekommen. Wenigstens so weit müssen die Aerzte mit der Psychiatrie vertraut sein, dass sie wissen, worum es sich in ihr handelt, dass nicht allein Hyperämie und Anämie, Entzündung oder Neubildung in der Schädelhöhle die Geisteskrankheiten herbeiführen, sondern dass auch noch andere Dinge und zwar viel wesentlichere, durch die ganze Organisation bedingte, die häufigste Veranlassung dazu werden. Sie müssen wissen, ob gegebenen Falles sie überhaupt noch im Stande sein werden, die Sache allein zu regeln und wieder zurecht zu ziehen, oder ob es nothwendig sein wird, Hülfe anders wo zu suchen und namentlich eine Irren-Anstalt in Anspruch zu nehmen, welche sie doch immer noch am Besten zu leisten in der Lage sein wird. Dabei kann nicht genug betont werden, dass, ist einmal die Unterbringung eines Kranken in eine Irren-Anstalt für erforderlich erachtet worden, dieselbe auch ohne Säumen besorgt werden soll. Jede Woche Zögern kann da von nie wieder gut zu machendem Schaden sein. Ja, unter

Umständen thun das schon ein Paar Tage. Je rascher nach Ausbruch der Geisteskrankheit die Ueberführung in eine Irren-Anstalt erfolgt, um so gegründeter die Hoffnung, dass sie bald werde gehoben werden, wenn sie überhaupt zu heben ist. Daher soll auch durch zeitraubende und vielfach ganz unnütze Verfahren die Aufnahme in eine Irren-Anstalt nicht erschwert und verzögert werden. Die seitenlangen Fragebogen, die erst ausgefüllt werden müssen, ein Gräuel der meisten Aerzte sind und doch kaum zu etwas mehr nütze, als die bezüglichen Aktenhefte dicker zu machen; die vielen Laufereien und Schreibereien, die erst noch abgemacht werden müssen, von Pontius zu Pilatus und von Pilatus zu Herodes führen; die, nachdem das Alles besorgt ist, endlich noch instanzenmässig einzuholende geneigte Genehmigung der vorgesetzten Behörde zu der nunmehr aktenmässig feststehenden Nothwendigkeit einer Aufnahme in die Irren-Anstalt; Das sind solche Erschwerungen und Verzögerungen, und nicht blos um Tage, sondern um Wochen, ja selbst um Monate.

In der Greifswalder Irren-Anstalt herrscht, streng genommen, davon nur sehr wenig. Wenn auch gewisse Formalitäten zu erfüllen sind, zuletzt liegt es doch in der Hand des Direktors, die Aufnahme eines Kranken ohne Weiteres vorzunehmen. Es ist dann nur nöthig, sofort die vorgesetzte Behörde unter Angabe der Gründe davon in Kenntniss zu setzen. Die Folge davon ist aber auch, dass in einer Reihe von Fällen, wo die Aufnahme in die Anstalt sofort nach Ausbruch der Krankheit erfolgte, die Kranken schon nach wenigen Wochen, vier, sechs, acht, die Anstalt wieder verlassen konnten. Es kommt deshalb von Seiten einsichtigerer Familien gar nicht so selten vor, dass, sowie die Kopfkrankheit eines ihrer Mitglieder erkannt worden ist, sie dasselbe auch ohne Weiteres der Irren-Anstalt zuführen, und dass sie dann erst zur Abwickelung der vorgeschriebenen Formalitäten schreiten. — Die Greifswalder Irren-Anstalt hat ihre grossen Mängel.

Sie ist, die alte Jenenser ausgenommen, wohl die am wenigsten comfortable, die ich kenne. Dennoch sind nach dem Durchschnitt der letzten zwölf Jahre über 30 % dauernd geheilt, über 4 % vorübergehend geheilt, indem bei ihnen Recidive vorkamen, und etwa 15 % so gebessert worden, dass sie mehr oder weniger selbstständig in das Leben zurücktreten konnten. Es ist das ein Resultat, das den besten der best eingerichteten Privat-Anstalten nahe kommt, und als vornehmlichste Ursache desselben sehe ich den Umstand an, dass die Aufnahme in diese Anstalt im Gegensatze zu vielen, wenn nicht den meisten anderen, so verzüglich eingerichteten öffentlichen Anstalten so ausserordentlich erleichtert ist.

Also die Aufnahmen Geisteskranker in Irren-Anstalten, sobald die Nothwendigkeit dazu erkannt worden ist, müssen möglichst beschleunigt werden. Wovon sonst auch dieselben abhängen mögen, vorzugsweise doch liegt es in der Hand der Aerzte, sie zu bewerkstelligen. Von ihrem Ausspruche, dass Gefahr im Verzuge sei, wird deshalb auch insonders es abhängen, ob eine solche Beschleunigung eintritt oder nicht. Diese Gefahr ist aber bis zu einem gewissen Grade immer da, wie wir gezeigt haben. Es kommt nur darauf an, dass auch die Aerzte sie erkennen, und damit Dies möglich ist, ist es erforderlich, dass sie von der Psychiatrie überhaupt mehr kennen, als Das bis jetzt der Fall gewesen.

Glaube man nicht, dass ich zu schwarz male! Hin und wieder, Das habe ich ja schon zugegeben, giebt es einen Arzt, der recht tüchtige, ja ausgezeichnete psychiatrische Kenntnisse besitzt. Er ist dann vielleicht während seiner Studienzeit als Unterarzt in der Irren-Abtheilung einer Klinik thätig gewesen; oder er hat sich als junger Arzt durch längere oder kürzere Zeit in einer Irren-Anstalt aufgehalten oder auch im späteren Leben, was namentlich in den letzten Jahren öfter vorgekommen, irgendwo einen psychiatrischen Cursus durchgemacht, sich auf Reisen in

Irren-Anstalten verschiedener Länder umgesehen. Vielleicht ist oder war er auch Arzt an einer Straf-Anstalt: eine vortreffliche Schule zur Erwerbung psychiatrischer Kenntnisse! Doch selche Aerzte sind Ausnahmen. Sie bilden nur einen winzigen Bruchtheil von der Masse der übrigen, einen so winzigen, dass sie in derselben vollständig verschwinden. Man wolle mir auch nicht sagen: Nun die Kreisphysiker, die Bezirksärzte, die Amts- und Oberamtsärzte sind doch da. Diese müssen doch Etwas von Psychiatrie verstehen. Sie haben ja darin ein Examen abzulegen gehabt. Das Letztere ist wohl wahr, das Erstere aber darum doch nicht. Es gilt von ihnen, was von den Aerzten im Allgemeinen gilt. Einer oder der Andere versteht wohl Etwas davon. Hier und da, besonders in den grösseren Städten, an den Emporien der Wissenschaft giebt es auch solche, die in ihr Vorzügliches, ja Mustergültiges leisten. Die unendliche Mehrzahl beherrscht aber nur einige angelernte Phrasen, gewöhnlich aus irgend einem Lehrbuch der gerichtlichen Medicin und Das ist Alles. Ein Verständniss dafür jedoch, worum es sich handelt, haben sie gewöhnlich auch nicht. Das Wesen der Manie, das Wesen der Melancholie, der fundamentalsten Störungen, ist ihnen meistentheils auch nicht im Geringsten klar und geläufig. Die Gefahren, welche die Letztere in sich schliesst, die aus ihr entspringenden explosiven Handlungen und Raptus sind ihnen gewöhnlich unbekannt. Und nun gar das affective Irrsein, das sogenannte moralische Irrsein, die primäre Verrücktheit, in welcher die Leute immer über drei zählen können und häufig genug mit einer Dialektik ihre krankhaften Streiche vertheidigen, um deren Schärfe sie mancher Gesunde beneiden könnte! Davor stehen sie so ziemlich alle, wie vor einer Terra incognita und schütteln die Köpfe, wenn ein wirklich Sachverständiger es einmal wagt von Krankheit zu reden und die Krankheit zu demonstriren. Die Herren denken eben in ihrer grossen Mehrheit noch wie die Laien und meinen zum geistigen Krank-Sein gehöre vor Allem auch ein verkehrtes Schwatzen. Der Geisteskranke dürfe nicht mehr wissen, wo er sei und was er sei, wo er lebe und in welcher Zeit er lebe. Er dürfe keine Zahl mehr in der Gesellschaft ausmachen, sondern müsse in ihr auf Null gesunken sein. Und doch war es schon Regiomontanus zu Anfang des sechszehnten Jahrhunderts bekannt, dass es eine krankhafte Böswilligkeit gäbe, für welche die bezügliche Menschen nichts könnten, selbst wenn sie mit eminenter Schlauheit solche zur That werden liessen. Wenn anders, wie wäre es möglich, dass sie in der innersten Seele Kranke für gesund zu erklären vermöchten und, wie es erst vor Kurzem in einem mir wohlbekannten Falle geschehen ist, dass ein ganz gemeingefährlicher Mensch, der jahrelang in den verschiedenen pommerschen Irren-Anstalten gewesen und auf Grund der Beobachtungen darin entmündet worden war, dass dieser von einem Kreisphysikus auf ein paarmaliges Besehen hin hat für gesund erachtet werden können, nachdem er kaum aus der letzten Anstalt, in der er sich befunden, entlassen worden war. Der betreffende Mensch leidet an exquisiter Moral insanity, hat auf Grund derselben seine Kinder zu Krüppeln geschlagen, ganz gemeine Verbrechen begangen und sich schliesslich zum Querulanten ausgebildet, welcher die Behörden Neu-Vorpommerns Tag aus Tag ein belästigte. Aber er redet wie ein Buch und weiss Alles mit so guten, einleuchtenden Gründen zu beschönigen, und da hat denn der Herr Kreisphysikus natürlich geglaubt, dass er auch durchaus gesund sein müsse. Hätte derselbe aber überhaupt von der Moral insanity, von der Folie raisonnante und ganz besonders davon eine Ahnung gehabt, dass man sich bei der Begutachtung eines Geisteskranken um dessen Vorgeschichte zu kümmern habe; nimmermehr hätte er einen so groben Kunstfehler begehen können, dass in Folge dessen, wie bereits geschehen, die Kinder gegen ihren Vater den Schutz der Polizei anzurufen genöthigt worden sind.

Und über den Kreisphysikus, den Bezirksarzt, den

Amts- beziehungsweise Ober-Amtsarzt hinaus ist es auch noch nicht allüberall viel anders. Die Ausstellungen, welche gelegentlich an den psychiatrischen Gutachten, die gerichtlicher Seits eingefordert worden sind, gemacht werden, beweisen es. Es wird getadelt, dass die Beschreibung der Persönlichkeit fehle in Fällen, wo darauf gar Nichts ankommt; weil der schon seit Jahren bestehende apathische Blödsinn so evident ist, dass alle Zweifel über ihn ausgeschlossen sind. Es wird gerügt, dass ein an vollständiger Verwirrtheit leidendes Individuum als blödsinnig im Sinne der Wissenschaft bezeichnet worden sei; als ob es in der That etwas Anderes wäre. Es wird verlangt, dass der und der Provokat als blödsinnig oder wahnsinnig im gesetzlichen Sinne hätte erklärt werden müssen; als ob gerade diese Erklärung Sache der Aerzte wäre und nicht vielmehr des Richters, der darin allein competent ist u. dgl. m. Man ist eben zufrieden, wenn die Gutachten in den hergebrachten Formen sich bewegen; auf ihren Inhalt sieht man weniger. Denn natürlich, jene beherrscht man, nachdem man sie aus Büchern sich eingelernt hat; über diesen aber hat man kein gehöriges Urtheil, weil man die Sache, um welche es sich dreht, wirklich auch nicht kennt. Und dieser Meinung bin nicht etwa blos ich allein. Ich würde Anstand nehmen, ja mich hüten, sie so unumwunden auszusprechen. Ich theile sie wohl so ziemlich mit allen Irrenärzten und die Grossherzoglich badische Kabinetsordre vom 10. Juli 1873, sowie das neue Reglement zur Prüfung der Kreisphysiker des Königreiches Preussen vom 10. Mai 1875, in welchem der Psychiatrie wegen ihrer enormen forensischen Wichtigkeit eine hervorragendere Stellung im Gegensatze zu früher angewiesen worden ist, giebt davon Zeugniss, dass man anderen Orts sie auch noch theilt.

Aber woher sollen die erwünschten Kenntnisse kommen? Die Psychiatrie lässt sich nicht aus Büchern lernen. Zwar ist das mehrfach und erst neuerdings wieder auch von ärztlicher Seite behauptet worden; die eventuelle Prüfung, welcher der angehende Arzt im Staats-Examen sich etwa zu unterwerfen hätte, hat den Anlass dazu gegeben; allein nur Unkenntniss der Sache kann eine solche Behauptung haben aufstellen lassen. Die Psychiatrie ist eine durchaus praktische Disciplin und kann deshalb auch nur aus der Praxis erlernt werden. Hat man je aber, mit einigen vereinzelten Ausnahmen, auf die wir noch kommen werden, hat man je verlangt, dass der angehende Arzt sich mit ihr beschäftige und durch eine psychiatrische Klinik gehe, wie er es durch eine geburtshilfliche, eine ophthalmiatrische z. B. muss? Hat man je von ihm den Nachweis gefordert, dass er wenigstens einige, wenn auch nur ganz oberflächliche Kenntnisse in der Psychiatrie aus eigener Anschauung sich erworben habe? — Die meisten Aerzte traten bis vor Kurzem in das Leben, ohne auch nur je einen Geisteskranken gesehen zu haben und bildeten sich dann ihre Ansichten über die ihnen gelegentlich vorkommenden derartigen Kranken nach dem allgemeinen Bildungsgrade, den sie sich überhaupt erworben und nach den medicinischen Theorien, die sie sich zu eigen gemacht hatten. Und welcher Art diese letzteren unter Umständen waren, haben wir schon dargethan. Ich weiss, wie es mir gegangen ist, und weiss, wie ich vor einer Terra incognita gestanden, als ich meine eigentlichen psychiatrischen Studien nach fünfjähriger Praxis begann; obwohl ich in derselben durch besondere Verhältnisse begünstigt, mehr Geisteskranke zu sehen bekommen hatte, als Das der Regel nach zu geschehen pflegt. Der Nachweis gewisser psychiatrischer Kenntnisse blos im Physikats-Examen hat keine grosse Bedeutung, wenn es gilt, dadurch das wirklich lebendige psychiatrische Wissen und Können der Aerzte so zu vermehren, dass daraus ein wahrhafter Nutzen für die Gesammtheit entstehe. Die Erfahrung hat Das hinlänglich gelehrt. Und wenn das Quantum dieser Kenntnisse durch die neue Examen-Ordnung für das preussische Physikats-Examen auch um ein Erhebliches vermehrt worden ist, der Erfolg wird für Preussen darum kaum ein besonderer sein. Denn entweder werden die Anforderungen an dieses Quantum doch immer nur noch sehr niedrig gestellt werden und sich der Hauptsache nach blos auf theoretische Fragen erstrecken müssen, und damit wird Nichts gewonnen; oder es werden dieselben wirklich höher geschraubt, und dann werden die Examinanden durchfallen, wie von einer Epidemie dahin gerafft. Damit kann aber auch nicht gedient sein. Denn nach einigen bösen Erfahfahrungen werden die Meldungen zu den Physikats-Prüfungen sich sehr verringern und nur noch verhältnissmässig wenige Aerzte sie überhaupt zu machen suchen; womit denn natürlich erst recht das Alte bliebe. Soll wirklich die Sache eine Aenderung erfahren, dann muss an der Wurzel des Uebels Hand angelegt werden. Dann müssen an allen Universitäten psychiatrische Kliniken eingerichtet werden und der Besuch derselben muss ebenso obligatorisch sein, wie der jeder anderen Klinik, und ehe der Arzt hinaus in die Praxis geht, muss er, gerade so wie in anderen Fächern zeigen, dass er über ein gewisses Maass phsychiatrischen Wissens und Könnens Herr sei. Er muss so viel desselben mit hinein in das Leben, in die Praxis nehmen, dass er wenigstens keine groben Missgriffe macht und mit einem guten Buche in der Hand, das dann ganz angebracht ist, sich zurecht zu finden vermag. Er muss so viel wenigstens mitnehmen, dass er weiss, wie man einen Melancholiker, einen Maniakus zu behandeln hat, bis dieselben in eine Irren-Anstalt untergebracht werden können; dass man jenen nicht auf Reisen schicken, nicht durch Bälle, Concerte und sonstige Zerstreuungen peinigen darf; dass mann diesen nun und nimmermehr durch Binden und Bandagen, durch Morphium, Chloral zur Ruhe bringen kann, wenn sonst nicht die Dinge dazu angethan sind. Er muss wissen, dass jedes forcirte Streben der Art nur zu leicht die Sache verschlimmern und eine leichte Affection in eine so schwere umwandeln kann, dass Heilung nicht mehr möglich ist. Er muss wissen, welche Verstimmungen er selbst noch allenfalls werde zu beseitigen im Stande sein, welche er dem Specialisten, der Irren-Anstalt, so rasch als möglich zur Behandlung zu überliefern hat. Ein oder der Andere meiner früheren Schüler, der in der Provinz Pommern sich niedergelassen hat und mir Einblick in sein bezügliches Handeln gestattet, verfährt so und legt damit Zeugniss ab, dass ein solches Wissen sehr leicht zu erreichen ist. Jeder Arzt endlich muss so viel von Psychiatrie verstehen, dass er einen gegebenen Fall forensisch richtig zu beurtheilen vermag und zwar nicht mit Scheingutachten, die nur durch ihre Form imponiren, sonst aber, und zwar im wesentlichen Theile blos Gemeinplätze enthalten: der Gesichtsausdruck, die Haltung des Provocaten sind die eines Blödsinnigen: Provocat gebehrdet sich nicht wie ein Geistesgesunder, sondern wie sich nur ein Verrückter geberden kann; Provocat besitzt eine ganz gute Intelligenz, wie jeder Durchschnittsmensch; seine zweifelhaften Handlungen sind darum mehr als moralische Gebrechen, denn als Ausflüsse einer Krankheit anzusehen u. s. w.; sondern er muss ihn aus wissenschaftlichen Gründen, mit Deductionen aus Sätzen, die auf naturwissenschaftlichem Wege, auf dem Wege der Induction aus genetischen, physiologischen und pathologischen Vorgängen in dem betreffenden Individuum gewonnen worden sind, klar zu legen im Stande sein. Errare est humanum! Es wird auch dann noch mancher Irrthum unterlaufen, mancher Fehler begangen werden; aber die Gutachten werden klar und durchsichtig sein und nicht durch allgemeine Redensarten so verbarrikadirt, dass ihr Kern nicht zu erkennen ist. Die Gutachten werden bequem zu kontroliren sein und darum auch nicht die schädlichen Wirkungen ausüben, die, wie ich erfahren habe, solche durch allgemeine Sätze gespickte nur zu leicht nach sich ziehen; zumal wenn sie von einer sonst geistig reich begabten und dazu formgewandten Persönlichkeit abgegeben werden. Wenn dieses Wissen, dieses Verstehen bei den Aerzten erreicht wird, und das ist zu erreichen, dann wird auch erst das neue Reglement für das preussische Physikats-Examen zur vollen Bedeutung kommen und seinen Zweck, dem Königreiche Preussen psychiatrisch gebildete Gerichtsärzte zu schaffen, erfüllen. Ohne das aber wird es seinen Zweck verfehlen, gerade so wie das Institut der Volontärärzte, soweit es ebenfalls auf die Erziehung einer grösseren Anzahl psychiatrisch gebildeter Gerichtsärzte gerichtet war, ihn auch verfehlt hat.

Mit alle Dem verlange ich indessen durchaus nichts Neues. Es ist nicht mehr, als was Griesinger schon vor dreizehn Jahren gefordert hat und was seitdem unablässig von den deutschen Irren-Aerzten angestrebt worden ist. Wird endlich ihm Rechnung getragen werden?

Schon vor mehreren Jahren wurde bekannt, dass im Schoosse des Bundesrathes eine neue Ordnung für das medicinische Staats-Examen vorbereitet würde, und dass in Aussicht genommen worden wäre, der Psychiatrie in demselben ein bescheidenes Plätzchen einzuräumen. Von der Königlich preussischen Regierung wurden deshalb die medicinischen Facultäten verschiedener Universitäten aufgefordert, sich gutachtlich über die in Aussicht genommene und ihnen im Entwurfe mitgetheilte Examen-Ordnung zu äussern. Ob und wie das auch von anderen Regierungen an ihre Universitäten geschehen, ist mir unbekannt geblieben, thut auch Nichts zur Sache. Eine nicht unerhebliche Anzahl der befragten Facultäten, ja die meisten, haben sich nun aber, was die Aufnahme der Psychiatrie in das Staats-Examen betrifft, ablehnend geäussert und diese ihre Ablehnung damit motivirt, dass die Examinanden schon über mehr als genug sich prüfen zu lassen hätten, und dass ihnen nicht zuzumuthen wäre, mit noch mehr Specialitäten als bisher sich bekannt zu zeigen. Ja, eine Facultät einer grossen Universität soll sich sogar dahin geäussert haben, dass sie beziehentlich des Staats-Examens gegen die Prüfung in jeder Specialität sei, dass sie darum eigentlich auch gegen die Prüfung in der Ophthalmiatrie sei und gegen ihre Beibehaltung blos darum Nichts einzuwenden habe, weil sie einmal eingeführt sei. In der Ophthalmiatrie ist aber seit Jahrzehnten geprüft worden, wenn auch in anderer Weise, als gegenwärtig, ebenso in den übrigen Fächern, die sich zu Specialitäten allmählig ausgebildet haben, in der Otiatrie, der Gynäkologie. In einem bestimmten Zweige der Letzteren, der Geburtshülfe, muss seit 1852 im preussischen Staate jeder Arzt bis zu einem gewissen Grade und zwar mit vollem Fug und Recht Specialist sein. In der Psychiatrie ist aber nie geprüft worden. Es ist bei den einschlägigen Disciplinen nicht einmal Bezug auf sie genommen worden. Man betrachtete sie bis vor Kurzem eigentlich als gar nicht zur Medicin gehörig und Laien thun das noch heutigen Tages. Ja ich habe mich lange Zeit, bis in die Mitte des letzten Jahrzehntes nicht des Eindruckes erwehren können, als ob man sie in manchen medicinischen Kreisen eines wirklichen Arztes gar nicht einmal für würdig hielte. Nichtsdestoweniger aber erklärte man jeden Arzt für fähig sie ausüben und jeder hielt sich auch für berechtigt, es zu thun, gleichviel ob am Bette oder in foro.

Nun aber sonderbar! Die Königlich preussische Regierung, die Regierung eines grossen Landes, welche die Bedürfnisse desselben kennt, spricht wiederholt es als dringend nothwendig aus, dass die Aerzte einen gewissen Grad psychiatrischer Bildung erhalten, damit, wenn keinem anderen Mangel, so doch dem an psychiatrisch gebildeten Sachverständigen in foro abgeholfen werde. Wie ernst es ihr damit ist, beweist sie durch die Einrichtung des Institutes der Volontärärzte an den grossen Irren-Anstalten des Landes. Das letzte Mal, wo sie Das ausspricht, thut sie es offenbar im Einverständnisse mit dem Bundesrathe, also im Einklange mit den übrigen deutschen Regierungen. Die Regierungen ganz Deutschlands sind somit darin einig, dass die bisherige Ausbildung der Aerzte nicht genüge, um gewisse Mängel, die sich besonders durch ihre Verwerthung als gerichtliche Sachverständige seit Jahren als nicht mehr erträglich herausgestellt haben, zu beseitigen. Sie haben das Bestreben, diese Mängel abzuschaffen. Mit einem bestimmten Programme treten sie zu diesem Zwecke hervor. Sie fordern von ihnen competent erscheinenden Körperschaften, den medicinischen Fakultäten, noch Gutachten darüber ein, und diese lehnen einfach ab.

Es ist nicht anders denkbar, als dass ein Nichtkennen oder Verkennen der Bedeutung der Psychiatrie auch in diesen Kreisen daran Schuld ist. Die fraglichen Fakultäten erklären, dass sie nicht befürworten können, in das medicinische Staats-Examen die Prüfung in den verschiedenen Specialitäten aufzunehmen, in welche sich namentlich die praktische Medicin im Laufe der letzten Jahre zersplittert habe. Eine Fakultät sagt sogar: Wäre die Prüfung in der Ophthalmiatrie nicht schon darin, wir würden auch gegen ihre Aufnahme sein.

Und darin liegt die Erklärung für die besagte Ablehnung. Die betreffenden Fakultäten haben die Psychiatrie aufgefasst als eine Specialität im gewöhnlichen Sinne des Wortes. Das ist sie aber gar nicht. Sie ist keine Specialität, die lediglich gleich zu stellen wäre der Ophthalmiatrie, der Otiatrie, der Gynäkologie, der Neuropathologie, der Elektrotherapie und wie die Specialitäten alle weiter heissen mögen. Die Bedeutung all dieser Specialitäten beruht auf dem Umstande, dass durch Concentration der Kräfte auf einen oder nur wenige Punkte in diesen es zu einem aussergewöhnlichen Wissen und Können komme, das gegebenen Falles auch aussergewöhnliche Leistungen zur Folge habe. Dieses aussergewöhnliche Wissen und Können bewegt sich aber immer doch blos in dem Rahmen, in welchem sich die Disciplin überhaupt bewegt, von der die betreffende Specialität eben eine Specialität ist. Die Ophthalmiatrie, die Otiatrie, Gynäkologie, Orthopädie sind und bleiben blosse Zweige der Chirurgie. Die Neuropathologie, Dermatologie, die Elektrotherapie sind blosse

Disciplinen aus dem Gebiete der inneren Medicin. Die Psychiatrie gehört zwar im Allgemeinen auch der inneren Medicin an; aber sie zeigt doch schon eine ganz eigene Geartung. Denn sie ist ja nicht blos die Lehre von der Erkrankung und Behandlung eines Organes, des psychischen, als welches wir das Gehirn ansehen; sondern sie ist die Lehre von der Erkrankung und Behandlung der verschiedensten, ja aller Organe des Körpers unter bestimmten Verhältnissen, nämlich bei gleichzeitiger abnormer Entwickelung und gleichzeitigem abnormen Verhalten des Gehirnes und ihrem Einflusse auf dasselbe, soweit es Seelenorgan ist. Die Psychiatrie ist somit eigentlich die gesammte und speciell practische Medicin in ihrer Beziehung zu besonders gearteten, zu psychischen Störungen disponirten Individuen. Und solche sind gar nicht so selten wie Dieser und Jener von vornherein annehmen könnte; sondern sie repräsentiren einen Procentsatz der Gesammtbevölkerung, unter dessen blos theilweiser Behandlung und Verpflegung ganze Landestheile zu seufzen anfangen.

Die Psychiatrie verhält sich demnach mehr wie die Pädiatrie oder Pädiatrik, die Lehre von den Kinderkrankheiten, die auch je länger je mehr eine selbstständige Stellung einzunehmen anfängt, ohne deshalb für eine Specialität im gewöhnlichen Sinne erklärt zu werden. Denn auch sie hat es mit dem Inhalte so ziemlich der gesammten Medicin zu thun und bekommt etwas Eigenartiges nur insofern, als die allgemeinen Lehren derselben Modificationen erfahren durch das Object, auf das sie angewandt werden sollen. Allein auf dieses, die Kinder, ist in Vorlesungen, in Kliniken stets die gebührende Rücksicht genommen worden. Stets sind die eigentlichen Kinderkrankheiten mit grosser Ausführlichkeit abgehandelt worden. Stets ist gesagt worden, im Kindesalter verhält sich Dieses und Jenes etwas anders; bei Kindern ist so und so zu verfahren. Dagegen auf die psychisch Schwachen, die keineswegs immer die Dummen sind, ist so gut wie nie näher eingegangen worden. Sie wurden mit dem grossen Haufen abgehandelt, oder wurden auch, als nicht in das Gebiet der gewöhnlichen Medicin gehörig und deshalb von ihr nicht weiter zu beachten hingestellt.

Eine Specialität, wenn sie es nun einmal sein soll, ist die Psychiatrie darum nur insofern, als es sich in ihr um die Behandlung wirklich Irrer handelt, solcher geistigen Invaliden, die sich in keiner Weise mehr in der Welt zurecht finden können und für die alle, auch die einfachsten Lebensverhältnisse geordnet werden müssen. Eine Specialität ist somit in erster Reihe die eigentliche Irrenpflege, die aber streng genommen ebenso sehr in das kameralistische, wie in das ärztliche Fach schlägt und darum immer einen Zankapfel zwischen Verwaltungsbeamten und Aerzten gebildet hat. Zu einer Specialität macht die Psychiatrie sodann die Frage, ob Restraint oder No-Restraint d. h. ob die Geisteskranken mittelst gewisser beschränkender Apparate, vor Allem der sogenannten Zwangsjacke, oder unter Wegfall aller solcher Dinge zu behandeln seien; ferner die Frage, von welcher Art die Anstalten sein sollen, in denen sie unterzubringen, ob geschlossene Anstalten, Cottage-System, agricole Kolonie, familiale Verpflegung, ob die verbrecherischen Irren beziehungsweise irren Verbrecher in Straf-Anstalten, Irren-Anstalten oder eigenen Asylen zu halten seien: Fragen indessen, die, wie sehr sie auch die Irren-Aerzte bewegt haben und noch bewegen, sich zur Psychiatrie an sich doch nicht anders verhalten, wie das Gefängnisswesen, ob Auburnsches oder Pennsylvanisches System zur Jurisprudenz und Rechtspflege, wie das Unterrichtswesen, ob Simultan- oder Confessionsschule, Gymnasium beziehungsweise Realschule oder Fachschule zur Philologie und dem damit verbundenen Lehramte, wie das Missionswesen, das Mönchs-, Diakonen- und Diakonissinen-Wesen zur Theologie und specifischen Seelsorge.

Unterscheidet schon hierdurch die Psychiatrie sich von

den übrigen Specialitäten in wesentlichen Stücken, namentlich auch durch ihren Umfang, so trägt eine andere ihrer Seiten noch viel mehr dazu bei und verleiht ihr eine unendlich höhere Bedeutung, als jeder derselben zukommt. Das sind ihre mannigfaltigen Beziehungen zum öffentlichen Leben, deren wir schon gedacht haben, und vorzugsweise zur Rechtspflege. Keine der übrigen medicinischen Disciplinen, die Geburtshülfe und Chirurgie nicht ausgenommen, hat da auch nur einen annähernd gleichen Einfluss. Denn das Object keiner schneidet so tief in alle Verhältnisse des socialen Lebens ein, als das ihrige. Und diese Erkenntniss ist es wohl in Sonderheit gewesen, welche das Verlangen der deutschen Regierungen erklärt, die Psychiatrie als Prüfungsgegenstand in das medicinische Staats-Examen aufgenommen zu sehen, damit endlich die Unzuträglichkeiten, wenn auch nicht aufhören, so doch vermindert werden, welche aus der Unkenntniss psychischer Zustände bei dem Gros des ärztlichen Publikums bis heutigen Tages erwuchsen. Den medicinischen Fakultäten, welche sich gegen die Einführung der Psychiatrie als Prüfungsgegenstand in das medicinisshe Staats-Examen ausgesprochen haben, muss diese Bedeutung der Psychiatrie vollständig entgangen sein. Denn sonst hätten sie die Psychiatrie nicht mit den übrigen Specialitäten kurzweg zusammenwerfen können; da über deren Einführung oder Beibehaltung als Prüfungsgegenstand in dem Umfange, den sie bereits in dem genannten Examen haben oder auch erst erhalten sollen, allerdings wohl gestritten werden kann.

Wie seiner Zeit verlautete, hat man auch daran gedacht unter denselben Bedingungen, unter welchen die Psychiatrie als Prüfungsgegenstand in das medicinische Staats-Examen dem Wunsche der deutschen Regierungen gemäss aufgenommen· werden sollte, auch die Hygieine, die Pharmakologie und Staats-Arzneikunde darin Raum finden zu lassen. Die medicinischen Fakultäten, welche sich ablehnend beziehentlich der Aufnahme der Psychiatrie in dasselbe ausgesprochen haben, haben das auch betreffs dieser gethan und ganz aus denselben Gründen. Wie Dem nun auch sein mag, der Schaden, wenn in diesen Gegenständen kein specielles Examen verlangt wird, wird immer nicht so gross sein, als wenn auch wieder für die Psychiatrie dasselbe in Wegfall bliebe.

Hygieine in grossen Zügen und einer Menge Details, so dass der junge Arzt sehr wohl weiss, worum bei ihr es sich handelt, bekommt er zu hören fast vom Beginne seiner Studien an bis zu ihrem Ende. Keine Klinik kann abgehalten werden, welcher Natur sie auch sei, ohne auf hygieinische Grundsätze und Lehren zu verweisen. Die moderne Therapie, die auf Verhütung der Krankheiten ein so grosses Gewicht legt, die Prophylaxe predigt, sie predigt eigentlich nichts Anderes als Hygieine. Dasselbe beinahe ist der Fall mit der Pharmakologie. Eine rationelle Therapie, soweit sie den eigentlichen Arzneischatz in Anwendung zieht, ist ja undenkbar, ohne dass sie auf die Pharmakologie zurückgreift. Welchem klinischen Lehrer die Narcotica, die Expectorantia, die Excitantia nicht sämmtlich in ein und demselben Topfe liegen, in den man blos hineinzugreifen nöthig hat, um, gleichgültig welches, zum augenblicklichen Gebrauche herauszuholen, der muss seinen Schülern pharmokologisches Wissen und, was noch vielmehr werth ist — man verzeihe mir den Ausdruck — pharmakologisches Denken beibringen. Und, wenn Das wirklich nicht geschieht, aus diesem oder jenem Grunde, so wird im Staats-Examen gelegentlich der Prüfung in der inneren Medicin, der Chirurgie, Gynäkologie, Ophthalmiatrie mit Leichtigkeit dafür Sorge getragen werden können, dass wenigstens einiges davon vorhanden ist. Und die Staats-Arzneikunde? Sie setzt sich zusammen aus gerichtlicher Medicin und Medicinal-Polizei. In der gerichtlichen Medicin spielen Anatomie und Physiologie, pathologische Anatomie, Chirurgie, Geburtskunde eine hervorragende Rolle; in der Medicinal-Polizei die Hygieine. Die

Staats-Arzneikunde ist dem Inhalte nach dem angehenden Arzte somit ebenfalls nichts ganz Fremdes mehr. Die für dieselbe sonst noch nothwendige Gesetzeskenntniss erwirbt er sich aus Büchern, was hierbei auch kaum anders möglich ist. In der gerichtlichen Medicin spielt jedoch eine ganz besonders hervorragende und im einschlägigen Civilprocess beinahe einzige Rolle auch die Psychiatrie. Nicht ohne alle Bedeutung ist sie auch für die Medicinal-Polizei. Die Frage, was mit verbrecherischen Geisteskranken oder Irren machen, fällt fast ausschliesslich ihr zu. Die Psychiatrie lässt sich nun aber, wie schon erwähnt, nicht aus Büchern erlernen. Sie ergiebt sich auch nicht, was bereits Eingangs betont worden ist, quasi von selbst aus dem Studium der übrigen Medicin, wie etwa die drei eben besprochenen Disciplinen. Wo soll der Arzt, auch der spätere Staats-Arzt, ihre Kenntniss nun herbekommen? Alles muss doch gelernt sein. Will man denn vor den Nachtheilen, die aus Unbekanntschaft mit ihr erwachsen und von competentester Seite anerkannt sind, durchaus die Augen verschliessen und etwa auch fernerhin behaupten, dass sie mit der Medicin und deren Ausübung als Kunst, dem Arzten an sich nichts zu thun habe? — Von den vier Prüfungsgegenständen, welche nach dem bezüglichen Entwurfe Bestandtheile des medicinischen Staats-Examens werden und seine Schlussprüfung bilden sollten, können drei noch recht gut weggelassen werden. Die Psychiatrie darf es nicht.

In neuester Zeit hat sich beziehentlich der beregten neuen Examen-Ordnung Manches geändert. Nach Dem, was in die Oeffentlichkeit gedrungen ist, heisst es, dass für die Schlussprüfung nur Psychiatrie und Hygieine in Aussicht genommen und den anderen beiden Disciplinen anderweit ihre Stellung angewiesen worden sei. Zugleich heisst es aber auch, dass die Kgl. preussische Regierung über die Bedeutung der Psychiatrie für den Arzt überhaupt anderer Ansicht geworden sei und nicht blos nicht mehr danach strebe, sie als Prüfungsgegenstand in das medicinische Staats-

Examen aufgenommen zu sehen, sondern in dieser Beziehung den anderen deutschen Regierungen gegenüber jetzt sogar abwehrend sich verhalte. Es heisst, die preussische Regierung bestehe darauf, dass die Psychiatrie aus dem medicinischen Staats-Examen wegbleibe, und ihr sei es hauptsächlich zuzuschreiben, dass die neue Ordnung dafür noch immer nicht zu Stande gekommen.

Was und wie viel daran wahr ist und wie viel Missverständniss dabei obwaltet, ist nicht näher bekannt geworden. Ein Wiener Blatt aber, die Wiener medicinische Wochenschrift führt in ihrer No. 50 vom Jahre 1879 als Hauptgrund für diese veränderte Haltung der preussischen Regierung den Mangel an psychiatrischen Kliniken und den Mangel an Geld zur Errichtung solcher an.

Allein das kann in Wirklichkeit kaum der Fall sein. Auf den neun preussischen Universitäten sind an sechs derselben bereits solche Kliniken oder entsprechende klinische Einrichtungen vorhanden. Zwar lässt sich darüber streiten, ob dieselben immer die zweckmässigsten sind, ob ihre Verbindungen mit grossen Provinzial-Irren-Anstalten, die wie bei Halle a. S., Goettingen, Marburg über eine halbe Stunde von der Stadt abliegen und beziehentlich ihrer Verwaltung den Direktor mehr, als für den Professor vielleicht gut ist, in Ansprch nehmen, ob diese besonders günstig ist; indessen sie sind doch da und genügen zunächst wenigstens allen den Anforderungen, welche man an sie zu stellen die Berechtigung hat. Was dagegen die Kliniken in Berlin, Breslau, Greifswald betrifft, fasst man nur den Lehrzweck in das Auge, den sie zu erfüllen haben, so wüsste ich nicht, was an ihnen viel auszusetzen wäre. Ihre baulichen Einrichtungen mögen zu tadeln sein; die der Greifswalder sind es gewiss. Sie ist in einem alten, vor 22 Jahren wegen seiner Unzulänglichkeit verlassenen Krankenhause errichtet worden. Es mag auch zu beklagen sein, dass diese Kliniken nicht immer das gerade wünschenswerthe Demonstrations-Material besitzen. Welch Krankenhaus hat aber alle Tage die Fälle aufzuweisen, welche der klinische Lehrer gerade zur Hand haben möchte? Das Gewöhnliche, das Landläufige, das tägliche Brot des Psychiaters ist jedoch immer da. Was dem Arzte im Leben, in seiner Praxis am häufigsten begegnet, bekommt er im Laufe eines Semesters in ihnen auch zu sehen, und darauf kommt es doch in erster Reihe an. Wenn er Dieses nur verstehen gelernt hat, hat er fürs Erste genug. Mit ihm im Kopfe wird er sich schon in anderen Sachen, so weit als nöthig, zurecht finden. So wünschenswerth es auch ist, die Kliniken in schönen Räumen etablirt zu sehen, ein grosses Demonstrations-Material stets zur Verfügung zu haben; von der Pracht der Räume, von dem Reichthume Dessen, was man in ihnen zu zeigen hat, hängt der Erfolg des Unterrichtes nicht ab. Das Publikum urtheilt freilich vielfach anders und schätzt die Bedeutung des Professors nach der Grösse und dem Glanze des Institutes, welchem er zugleich vorsteht; auch können sich hier und da die Behörden von einer entsprechenden Auffassung nicht losmachen; allein die Erfahrung hat gelehrt, dass Institut und Institutsvorsteher nicht immer in einem geraden Verhältnisse zu einander stehen. Johannes Müller, Rokitansky, Virchow haben ihre bahnbrechenden Untersuchungen nicht in Palästen gemacht. Claude Bernard arbeitete bis an sein Lebensende in einem unbedeutenden Häuschen im Jardin des Plantes. Robin, Vulpian müssen sich noch heutigen Tages mit ein Paar engen Räumen in einem kleinen Hinterhause mit ganz schmalem Hofraume begnügen. Baum, Bardeleben, Felix Niemeyer haben in Greifswald durch Jahre in dem Hause gewirkt, das nachher die Irren-Anstalt geworden. Griesinger hielt seine ersten psychiatrischen Vorträge in Zürich in einem alten, verbauten Gemäuer. Wenn es also auf das Aeussere nicht wesentlich ankommt, warum sollen da in Bonn, wo ja überdies noch nicht alle Aussicht verloren ist, dass eine grössere Irren-Anstalt hinkommt, ferner in Kiel, in Königsberg nicht leicht klinische Institute geschaffen werden können, welche die nothwendigsten Bedürfnisse zu befriedigen im Stande sind? In Freiburg i. Br., so theilen medicinische Blätter mit, werden in dem Universitäts-Krankenhause ein Paar Zimmer zur Aufnahme Geisteskranker eingerichtet, welche klinischen Zwecken zu dienen bestimmt sind. Was dort geht, kann doch auch wohl wo anders gehen und, wenn das nicht der Fall sein sollte, ein geeignetes Haus, das zweckentsprechend hergerichtet werden kann, findet sich allenthalben. Es gehört kein grosser Embarras dazu, wie mich die Greifswalder und auch so manche Privat-Anstalt gelehrt haben. Ein wenig guter Wille und Liebe zur Sache, die man als nothwendig erkannt hat, Das sind die Haupterfordernisse. Finden diese aber sich nicht zusammen, oder ist Das, was Zweck sein sollte, nur Mittel, nun dann wird niemals etwas Gedeihliches herauskommen, mag man die Sache auch anfangen, wie man wolle.

Also der Mangel an Kliniken und Geld zur Errichtung derselben, dürfte es kaum sein, welcher die Kgl. preussische Regierung veranlasst haben könnte, von ihrem ursprünglichen und von Zeit zu Zeit bestimmter geäusserten Vorhaben hinsichtlich der Psychiatrie und des medicinischen Studiums, beziehungsweise des medicinischen Staats-Examens Abstand zu nehmen. Ist Das überhaupt geschehen, was ja noch gar nicht feststeht, so müssen andere Gründe auf sie eingewirkt haben, und nicht unwahrscheinlich ist es, dass sich ihr gegenüber Ansichten Geltung verschafft haben, die gerade das Gegentheil von dem wollen, was sie selbst bis dahin w o l l t e. Denken wir nur an die Gutachten der meisten medicinischen Facultäten! Sollten sie die Facultäten, aber die einzigen sein, die befragt worden sind? Sollte nicht noch diese und jene einflussreiche Stimme, berufen oder unberufen sich haben hören lassen, die, wie gut sie es vielleicht auch mit der Sache meint, dieselbe doch nicht in ihrer ganzen Tragweite zu beurtheilen im Stande ist, weil sie mit ihr nicht genügend bekannt ist? Warum hat man denn nicht die Irrenärzte befragt, die doch wie kein Anderer die Misere kennen müssen, welche beziehentlich der Psychiatrie und ihrer Anwendung auf das Leben herrscht. Ueber die Misere, welche einst beziehentlich der Chirurgie und Ophthalmiatrie vorhanden war, hat man doch auch die Chirurgen und Ophthalmiater gefragt. Ist die Psychiatrie denn wirklich von so viel geringerem Werthe für das practische Leben als diese und namentlich die Letztere? Hat der Arzt in der That mehr mit schwereren Augenkrankheiten zu thun, als mit schwereren Geisteskrankheiten? Von den leichteren Affectionen sehe ich ab. Aber wie viele Aerzte machen eine Staaroperation, eine künstliche Pupille oder auch nur eine Schieloperation oder gar blos den Hornhautstich? Und selbst hinsichtlich der Chirurgie ist da die Messerscheu des bei weitaus grössten Theiles der Aerzte nicht bekannt? Letzteres gereicht aber der leidenden Menschheit vielleicht noch zum Heile. Ich habe an verschiedenen Orten, unter verschiedenen Verhältnissen gelebt, indessen immer die Augen auf zu haben gesucht. Ich habe drei Feldzüge mitgemacht, bin in allen dreien in Feldlazarethen, im letzten als Chefarzt eines solchen thätig gewesen. Was das Gros der Aerzte in der Chirurgie leistet, ist mir bekannt. Viele fürchten sich einen einfachen Abscess zu öffnen; Andere behandeln freilich auch die Gliedmaassen ihrer Nebenmenschen, als wüchsen sie nach wie abgebrochene Eidechsenschwänze. Im Grossen und Ganzen sind es jedoch immer nur Einzelne, welche die Chirurgie ausüben, und oft ist es sogar nur ein Einziger in grossen weiten Distrikten, der sie betreibt. Nichtsdestoweniger verlangt der Staat doch von jedem Arzte, und mit vollem Recht, dass er ein bestimmtes chirurgisches, ein bestimmtes ophthalmiatrisches Wissen und Können besitze, und dass er dieses in einem dazu festgesetzten Examen beweise. Giebt der Staat jedem Arzte das Recht die Psychiatrie auszuüben, gleichviel wo und wie, so ist es nicht mehr als recht und billig, dass er auch in ihr ein Examen verlange, um die Garantie zu haben und dem Publikum zu geben, dass der Arzt auch Etwas von ihr verstehe.

Dieses Examen braucht zunächst ein nur kleines und wenig umfängliches zu sein, ganz so wie es in dem Entwurfe zu der neuen Examen-Ordnung als Inhalt der Schluss-Prüfung in Aussicht genommen worden ist. Es ist immer besser Etwas, als gar Nichts. Das kleine, unbedeutende Examen, richtig angewandt, kann genügen, die allernothwendigsten psychiatrischen Kenntnisse zum Gemeingut der Aerzte zu machen. Es bedingt, dass der Examinand sich wenigstens etwas intensiver mit Psychiatrie beschäftigt, den Vorlesungen über dieselben regelmässiger beiwohnt, ihnen mehr Aufmerksamkeit schenkt und aus den Kliniken, die er nachweislich besucht haben muss, mehr mit nach Hause nimmt, als blosse Befriedigung der Neugierde. Viel besser freilich wäre es, der Psychiatrie würde eine etwas gewichtigere Stellung im Staats-Examen angewiesen. Sie braucht keine eigentliche Station in demselben zu bilden. Die Stellung, welche die Ophthalmiatrie bis jetzt einnehmen sollte, aber nicht immer eingehalten hat, diese würde vollkommen ausreichen. Das psychiatrische Examen würde dann etwa einen Anhang an die Station der inneren Medicin zu bilden haben und darin bestehen, dass eine Krankengeschichte angefertigt und ein oder ein Paar Fälle diagnosticirt würden mit möglichster Berücksichtigung der forensischen Verhältnisse. Das ganze Examen wäre in vierundzwanzig Stunden beendigt und würde zum Mindesten das Gute haben, dass Examinand künftighin wüsste, wie er etwa einen ärztlichen Bericht über einen Geisteskranken zu machen und sich in foro zu benehmen hätte. Bedingung allerdings zur Absolvirung auch dieses Examens wäre, dass der Candidat psychiatrische Vorlesungen gehört und eine psychiatrische Klinik besucht hätte.

In dem schon mehrfach erwähnten Entwurfe zu der neuen Ordnung des medicinischen Staats-Examens wird nur verlangt, dass der Candidat nachweise, er habe ein Semester eine psychiatrische Klinik besucht oder sich sechs Wochen in einer Irren-Anstalt aufgehalten. Das Letztere will mir jedoch durchaus nicht zweckmässig erscheinen und ist überhaupt wohl mehr zur Stillung des Verlangens einiger Provincial-Irren-Anstalts-Direktoren in den Entwurf mit hineingenommen worden, als zur Befriedigung des wirklichen Bedürfnisses. Sechs Wochen Aufenthalt in einer Irren-Anstalt für einen Candidatus medicinae, was soll dabei herauskommen? Ich bin Jahre lang in einer grossen Irren-Anstalt gewesen und Männer wie Damerow und Koeppe standen an ihrer Spitze. Was man in ihr in sechs Wochen lernen kann, habe ich erfahren.

Dass Jemand Etwas lerne, dazu gehört, dass ihm die Sache methodisch erläutert werde. Um Das aber zu können, muss man Zeit haben. Langsam muss gelehrt werden, damit das Gelehrte assimilirt werde. Sonst findet nur ein Zurichten, ein Zustutzen statt. Soll denn die Fähnrichspresse, die Vorbereitung zum einjährigen Freiwilligen-Dienst ihr Analogon auch in der Medicin, beziehungsweise für das medicinische Staats-Examen finden? Das medicinische Studium, wie es thatsächlich betrieben wird, hat so wie so schon zu sehr den Charakter des nur auf Erlernung von Fertigkeiten Gerichteten. Soll Das nun noch gar sanktionirt werden? Soll den künftigen Aerzten officiell gesagt werden: Es kommt gar nicht darauf an, dass ihr eine Sache zu verstehen euch befleissigt habt; sondern nur, dass ihr eine gewisse Routine in ihr euch erwerbt? Und mehr als die alleroberflächlichste Routine in psychiatrischen Dingen kann sich doch Niemand erwerben, der nur sechs Wochen in einer Irren-Anstalt sich aufhält, in dieser zwar ein grosses Material zu sehen bekommt, aber unmöglich Das, was er gesehen hat, zu verdauen vermag. Ich würde es für ein Unglück halten, wenn der Vorschlag durchginge. Etwas Anderes dagegen ist es, wenn ein älterer Arzt, der eine gewisse Directive mitbekommen und bereits einige Erfahrung gesammelt hat, sich auf etliche Wochen oder Monate in eine grössere Irren-Anstalt begiebt. Sechs Wochen sind da aber auch noch nicht viel. Der kann freilich davon grossen Nutzen haben und zu einem erspriesslichen Wirken sich die genügende Fähigkeit erwerben.

Indessen daran, dass sechs Wochen Aufenthalt in einer Irren-Anstalt gleichwerthig sein sollen dem Besuche einer psychiatrischen Klinik durch ein Semester, darf die Vorlage, dass die Psychiatrie Prüfungsgegenstand im medicinischen Staats-Examen werde, nicht scheitern. Denn ohne ein Examen in derselben überhaupt geht es nicht. Wer die Verhältnisse kennt, weiss, dass der heutige Student der Medicin, ein Kind seiner Zeit, gemeinhin nur das hört und treibt, was er für das Examen nöthig hat und was durch das Examen für die Praxis als unentbehrlich sanktionirt ist. Er huldigt dem strengsten Nützlichkeitsprincipe. Die psychiatrischen Vorlesungen erfreuen sich schon seit einer Reihe von Jahren fast allerorts, wo sie gehalten werden, einer recht regen Theilnahme. Wenn auch nicht viel, einigen Nutzen hat doch der Student, der spätere Arzt davon gehabt. Er sah und sieht in ihnen wenigstens Geisteskranke, hört, worauf es bei diesen ankommt, wie sie zu behandeln, wie sie eventuell in foro zu beurtheilen seien; mag er selber auch sonst nichts Wesentliches dazu beitragen, diesen Nutzen zu erhöhen. Für die spätere Praxis ist ihm bereits, wie ich in einzelnen Fällen aus eigener Erfahrung weiss, mancher Vortheil daraus erwachsen. In anderen Fällen wird Das noch geschehen. Denn Dieses und Jenes von dem Gehörten ist hängen geblieben, bleibt fürderhin hängen und trägt seine Früchte. Seit einer Reihe von Jahren aber heisst es auch schon, die Psychiatrie werde als Prüfungsgegenstand in das Staats-Examen eingeführt werden. Geschieht Das nunmehr bei der bevorstehenden Veränderung des Reglements für dasselbe nicht, so werden als einfache Consequenz davon sehr bald die früheren Verhältnisse wieder eintreten, und die Auditorien der Lehrer der Psychiatrie werden leer oder doch so gut wie leer stehen. Den Schaden davon wird indessen nach wie vor das grosse Ganze tragen, das in derselben Misere stecken bleibt in der es bis auf den heutigen Tag gesessen.

Kann aber diesem grossen Ganzen, welches in der einen oder der anderen Weise darunter zu leiden hat, Das gleichgültig sein? Soll es nach wie vor unter dem Einflusse schiefer Auffassungen und kurzsichtiger Bedenken leiden? Wie wenig es gewillt ist, Das zu thun, zeigt die von seinen berufenen Vertretern, seinen Regierungen in Angriff genommene Veränderung der Examen-Ordnung, um welche es sich handelt. — Allein was dann, wenn nichtsdestoweniger an dem Widerstande von dieser oder jener Seite, die beregte Aufnahme der Psychiatrie in das medicinische Staats-Examen scheitert? Es bleibt dann nur übrig, dass die Selbsthülfe sich geltend macht und so gut als sie vermag, sich bethätigt; bis endlich einmal die Ansicht eine allgemeine geworden sein wird, dass ohne Psychiatrie für den Arzt es nicht mehr geht. Es mag lange dauern, bis es dahin kommt. Andere, unter dem Einflusse der neueren Anschauungen gebildete Persönlichkeiten werden vielleicht erst maassgebend werden müssen; aber die Zeit, dass die genannte Ansicht herrschend wird, kommt.

Als ich im Jahre 1866, vor jetzt vierzehn Jahren, den ersten Versuch machte, mich für Psychiatrie zu habilitiren, wurde mir von allen Seiten widerrathen, ihn auszuführen. Ich würde, ich müsste scheitern. Es gab damals wirkliche Lehrstühle für Psychiatrie in Deutschland nur ihrer zwei, in Göttingen und in München, und es war fraglich, ob sie als dauernde Einrichtungen angesehen werden durften, oder ob sie nicht gelegentlich wieder aufgehoben werden würden. In Berlin war zwar Griesinger; allein der war nicht Professor ordinarius der Psychiatrie, sondern der inneren Medicin überhaupt und hatte nur die Aufgabe, vorzugsweise Psychiatrie zu lehren. Sonst wurde durch eigene Lehrer Psychiatrie nur noch in Breslau und in Erlangen vorgetragen. Die bezüglichen Docenten waren Professores extraordinarii quasi honoris causa und Das hat, wie Jedermann weiss, für die Disciplin, welche sie vertreten, nicht viel zu bedeuten. Aehnlich lag die Sache in den ausserdeutschen Ländern. In Oesterreich waren in Wien und Prag für die Psychiatrie nur je ein nichtsystemisirter Professor extraordinarius vorhanden. Die Schweiz, Italien, Frankreich, England, die nordischen Reiche entbehrten der Mehrzahl nach selbst dieser. Die Aussichten für einen Docenten der Psychiatrie waren also offenbar nicht günstig. Aber es lag im Zuge der Zeit, der Psychiatrie im medicinischen Studium ein grösseres Gewicht, als bis dahin einzuräumen, und diesem Zuge folgte ich. Die Schwierigkeiten, die ich zu überwinden hatte, waren allerdings gross und Unterstützung fand ich dabei nur wenig. Die einzige von wirklicher Bedeutung, die mir ward, kam von den verstorbenen Unter-Staatssekretär Lehnert, der mich immer wieder zum Ausharren aufmunterte, wenn der Muth mir einmal sinken wollte. Es würde schon kommen, weil es kommen müsste. Indessen es dauerte lange, ehe das kam, was er verheissen, und nicht mehr durch ihn. Doch kam es durch einen Mann, der ebenfalls für die Bedeutung der Psychiatrie ein offenes Auge hatte und so viel er konnte, für sie zu thun sich angelegen sein liess. — Heute wird in Deutschland beinahe an jeder Universität Psychiatrie gelehrt. An den Universitäten Berlin, Halle, Göttingen, Marburg, München, Strassburg, Heidelberg sind ordentliche Professuren für dieselbe errichtet, in Greifswald, Breslau, Leipzig, Erlangen ausserordentliche Professuren. In Würzburg ist eine Einrichtung getroffen, wie sie etwa in Berlin zu Griesinger's Zeiten bestand. In Kiel, Königsberg, Freiburg, Giessen wird sie allerdings nur noch durch Privatdocenten vertreten; doch wird diesen, zumal in Freiburg, wie oben schon erwähnt, aller Vorschub geleistet. Nur Tübingen und Bonn sind zur Zeit noch ohne einen Lehrer der Psychiatrie. Indessen nach Allem, was man hört, wird er ihnen auch nicht lange mehr fehlen und iu Bonn vielleicht schon in Kurzem als Professor ordinarius sein Amt antreten. Was die ausserdeutschen Länder betrifft, so sind in Wien gegenwärtig zwei ordentliche Professuren für Psychiatrie vorhanden; in Graz ist erst kürzlich die bis dahin bestandene ausserordentliche in eine ordentliche umgewandelt worden. Die Schweiz hat schon seit Jahren für sie ordentliche Professuren in Zürich und Basel, ausserordentliche in Bern und Genf errichtet. Italien hat an zehn seiner Universitäten für sie eigene Lehrstühle, Schweden an seinen beiden Universitäten und seiner medicinischen Schule in Stockholm. Russland hat erst in diesem Jahre eine ordentliche Professur für sie in Dorpat in's Leben gerufen. In Norwegen, Dänemark, Frankreich, England wird ihr als Lehrgegenstand das regste Interesse zu Theil. Kurz überall und überall hat sich die Psychiatrie, weil das Bedürfniss dazu vorhanden war, als Lehrgegenstand eingebürgert. Es ist gar nicht mehr daran zu denken, dass sie als solcher jemals wieder verschwinden sollte. Es sind zum Theil, wie in Heidelberg, die grossartigsten Institute geschaffen worden, um sie als Lehrgegenstand in der gehörigen Weise fruchtbar zu machen. Es ist nur daran zu denken, wo man noch nicht das Gehörige für sie gethan hat, das Versäumte sobald als möglich nachzuholen, auf dass nicht daraus unheilbare Schäden entstehen. Und wie man die Einbürgerung der Psychiatrie als Lehrgegenstand auf den Universitäten nicht hat verhindern können, so wird man auch nicht ihre Einbürgerung als Prüfungsgegenstand in das Staats-Examen zu verhindern im Stande sein. Man kann sie, die Letztere, aufhalten, verzögern; aber dauernd ihr den Platz in demselben streitig machen, Das wird man nicht vermögen. Mit der Nothwendigkeit weltgeschichtlicher Entwickelung wird sie in dasselbe über die Köpfe all ihrer Widersacher hinweg eindringen, weil die Zeit es verlangt.

Indessen was bis dahin thun und welche Mittel in Anwendung bringen um den Uebelständen zu begegnen, die da herrschen und die wir näher zu schildern gesucht haben?

Zu ihrer vollständigen Beseitigung dürfte kaum Etwas zu finden sein, zu ihrer Milderung dagegen doch wohl so Manches.

Wo die bezüglichen Regierungen oder Behörden es können, schreiben sie einfach vor, was zu geschehen habe, und erreicht wird sofort eine ganze Menge. So hat die Militär-Medicinal-Behörde Preussens, belehrt durch die Vorgänge auf militärischem Gebiete, deren wir einige ja auch mitgetheilt haben, schon seit dem Jahre 1872 angeordnet, dass die Zöglinge der militärärztlichen Bildungs-Anstalten, also die des Kgl. Friedrich-Wilhelms-Instituts, der sogenannten Pepinière, Psychiatrie hören und die psychiatrische Klinik besuchen müssen, und ist zu dem Zwecke zwischen der Direktion dieses Instituts und dem bezüglichen Professor der Psychiatrie ein besonderer Vertrag geschlossen worden. Was dadurch erzielt worden, ist schon jetzt nicht mehr unerheblich zu nennen. Denn eine ganze Anzahl von Militärärzten besitzt seitdem ein psychiatrisches Wissen, das, nach den Attesten und Berichten zu urtheilen, welche ich zu sehen bekommen habe, nur Anerkennung verdient. Es ist nicht einzusehen, warum etwas Aehnliches nicht auch in anderen Verwaltungszweigen sollte erfolgen können. Wie, wenn verlangt würde, dass, wer zum Physikats-Examen zugelassen und im Staatsdienste angestellt werden wollte, nachzuweisen hätte, wenigstens drei Monate in einer psychiatrischen Klinik oder Irren-Anstalt thätig gewesen zu sein? In Baden z. B. herrscht bereits ein solches Verlangen. Die Kabinetsordre vom 10. Juli 1873, auf welche wir uns schon einmal bezogen haben, besagt das in ihrem § 2 ausdrücklich. Wie wenn die Justiz-Minister der einzelnen deutschen Staaten allen Aerzten, welche nicht eine psychiatrische Bildung nachzuweisen vermögen, die forensische Thätigkeit in Entmündungs- und Zurechnungsfähigkeits-Sachen untersagten, was ja sehr leicht dadurch zu erreichen wäre, dass den Gerichten aufgegeben würde, sich im concreten Falle nur psychiatrisch gebildeter Sachverständiger zu bedienen? Die Minister haben dazu gewiss nicht blos das unzweifelhafte Recht; sondern es wäre auch von ihnen nur ein Act der Billigkeit dem grossen Publicum gegenüber, wenn sie Das thäten. Denn auf dieses Letztere und nicht auf die Aerzte kommt es dabei doch ganz allein an, und jenes ist der leidende Theil. Kurzum, der Mittel genug gäbe es wohl und hätten die Regierungen, beziehungsweise Behörden, denen daran gelegen wäre, wenigstens einigermaassen den besagten Uebeln zu steuern, wohl auch an der Hand; doch vollständig diese Uebel zu beseitigen würde nichtsdestoweniger nicht gelingen. Immer bliebe den Aerzten noch die eigentliche Praxis und in dieser ihnen irgendwie zu wehren, Das ist unmöglich.

Indessen würden wohl die Aerzte und der ärztliche Stand überhaupt dabei gewinnen, wenn solche Einrichtungen der einen oder der anderen Art gegen sie getroffen würden? Die kleine Erleichterung, welche man den Candidaten der Medicin jetzt dadurch zu verschaffen glaubt, dass man ihnen etwas mehr Arbeit für das Staats-Examen zu ersparen sucht, würde schwer aufgewogen werden durch die Nachtheile, welche eventuell den späteren Arzt träfen. Es würden, um nur auf Eines hinzuweisen, sich sehr bald wieder verschiedene Klassen von Aerzten herausbilden, nicht im Handumdrehen, aber auch nicht erst nach vielen Jahrzehnten. Die Eine von ihnen würde alle die Vorzüge besitzen, die jetzt dem Arzte überhaupt zu eigen sind: behandeln zu können und in foro als Sachverständiger zu erscheinen in Allem was ihn als Arzt nur angehen kann; die Andern würden zunächst blos dieser letzteren Eigenschaft verlustig gegangen sein. Sehr bald jedoch würden in nothwendiger Consequenz des Lebens sie auch noch eine Menge von Eigenschaften verlieren, die mit jenen entweder blos einfach zusammenhängen oder gar aus ihnen erwachsen. Sie würden über kurz oder lang nicht mehr als vollgültig angesehen werden und Denen nachstehen müssen, auch in anderen Dingen noch als blos psychiatrischen, deren Vollgültigkeit offiziell anerkannt worden ist.

Wir hatten früher das Institut der Chirurgen, Medico-Chirurgen und promovirten oder practischen Aerzte. Der Niederländer hat noch heute den Geneesheer und den Heelmeester, von welchem Letzteren er noch den Plattlands-Heelmeester als eine Spielart unterscheidet. Es braucht sich blos zu verwirklichen, worauf ich soeben hingewiesen habe, und etwas Aehnliches greift auch bei uns Platz. Es wäre Das vielleicht gar kein Schaden. Die ärmere Bevölkerung in abgelegenen Gegenden würde dabei nur gewinnen. Aber will man Das, so treffe man dazu die nöthigen Einrichtungen. Für die liebe Noth, genügt ein gut abgerichteter Arzt mit gesundem Menschenverstande, der doch zuletzt überall die Hauptsache ist. Die alten Chirurgen und Medico-Chirurgen haben es durch die Concurrenz, welche sie den promovirten practischen Aerzten machten, zur Genüge bewiesen. Wo die Medicin dagegen als Wissenschaft aufzutreten hat, wenn auch als unmittelbar angewandte, da müssen ihre Vertreter durchgebildete Aerzte sein und Dies nicht blos durch schöne, nützliche Kenntnisse, sondern durch Erkenntniss an den Tag legen. Dazu ist aber nothwendig, dass die betreffende Materie wenigstens einigermaassen zweckmässig studirt worden ist und nicht lediglich aus Büchern mühsam erlernt, wie Das beziehentlich der Psychiatrie bisher grössten Theils geschehen und wozu der Vorschlag gemacht worden ist, dass es auch noch in Zukunft geschehe.

Und nun, ist die Arbeit, welche man den fraglichen Candidaten oder Examinanden abzunehmen trachtet, wirklich so gross, dass sie der Rede werth erscheint? Das Examen in der Psychiatrie soll ja nach dem schon mehrfach erwähnten Entwurfe nur ein dem Umfange nach ganz kleines sein. So viel in die Oeffentlichkeit gedrungen, soll es sich nur auf das Allgemeinste erstrecken und nicht über eine Viertelstunde dauern. Was kann da viel gefragt werden? Wie viel Arbeit wird da nothwendig sein, um es absolviren zu können? Selbst nach dem Vorschlage, den ich gemacht habe, würde es noch recht unbedeutend sein und keine wesentliche Vermehrung der Arbeit erheischen, welche jetzt schon dem medicinischen Staats-Examen zugewandt werden muss. Das Wesentliche bei der ganzen Examenfrage ist und bleibt, dass demselben voraufgehende psychiatrische Studien gemacht, dass psychiatrische Vorlesungen gehört, psychiatrische Kliniken besucht werden müssen. Erwächst nun hieraus für den Studirenden eine so viel grössere Menge von Arbeit, dass er dadurch weniger auf andere, wichtiger erscheinende Fächer zu verwenden vermag?

Vor den Jahren 1866 und 1870 war in oder für einzelne deutsche Staaten z. B. Baiern, Nassau die Psychiatrie obligatorischer Unterrichts- und Prüfungsgegenstand. In der Schweiz, in Italien ist sie Beides, in Schweden wenigstens das Erstere auch heute. Auf dem Kgl. preussischen Friedrich-Wilhelms-Institut ist, wie schon erwähnt, sie als Unterrichtsgegenstand auch schon seit acht Jahren eingeführt. Haben die Studirenden der Medicin in den genannten Ländern, auf dem genannten Institute dadurch Abbruch in irgend einer Beziehung gehabt, oder haben sie ihn etwa noch? So viel ich weiss, hat man in Baiern in maassgebenden Kreisen es nicht verwunden, dass die Psychiatrie aus dem medicinischen Studium und Staats-Examen hinausgethan worden ist, und die Agitation, sie jetzt hineinzubekommen, ist nicht zum kleinsten Theile von diesem Staate her ausgegangen, der die Vortheile wohl kennen gelernt haben muss, welche ihr Vorhandensein im medicinischen Studium und Examen ihm gebracht hat. Und zudem, wohnen nicht gegenwärtig schon, auch ohne dass ein wirklicher Zwang besteht, sondern nur die Aussicht auf einen möglicher Weise einmal eintretenden, wohnen nicht gegenwärtig schon eine ganze Anzahl Studirender den psychiatrischen Vorlesungen und noch mehr, wo sie vorhanden sind, den psychiatrischen Kliniken bei und zeigen dadurch an, dass ihnen die daraus entspringende Arbeit nicht zu viel und der etwaige Zeitverlust nicht zu unersetzbar erscheint?

Ich docire jetzt zwölf Jahre Psychiatrie. Im Wintersemester halte ich zusammenhängende, mehr theoretische Vorträge, die durch Demonstrationen erläutert werden, im Sommersemester Klinik. Die einzelnen Fälle werden besprochen, wie sie sich bieten. Es wird vornehmlich das practische Bedürfniss berücksichtigt; die Theorie tritt zurück. Die Vorlesungen, die Klinik werden entsprechend der Anzahl der gerade vorhandenen Studirenden der Medicin auf der Universitäts-Quästur angenommen, und je nachdem habe ich 30—40 oder 20—30 oder auch nur 10—20 Zuhörer im Semester gehabt. Von diesen besuchten Etliche, etwa der dritte oder vierte Theil, aber immer dieselben Persönlichkeiten die Vorlesungen sehr regelmässig bis zu ihrem Schlusse, die Uebrigen nur so lang, als sie ihnen etwas Neues boten und nicht zu schwierig zu verfolgen waren und darum schliesslich gar nicht mehr. Ich habe jedes Semester 8—10 oder auch nur 4—5 Zuhörer gehabt, die mit einer gewissen Kenntniss dessen, um was es in der Psychiatrie sich handelt, in die spätere Praxis eintraten und, wenn durch nichts Anderes, so durch die gelegentlich von ihnen ausgestellten Zeugnisse und Gutachten habe ich Kunde von der guten Art und Weise erhalten, in welcher sie dieselben verwertheten. Die Anderen waren jedoch auch in die Praxis gegangen. Sie hatten ja nachweislich auch Psychiatrie gehört. Aber wie sie verwertheten, was sie gehört haben wollten, davon ist besser zu schweigen. Wenn irgend ein Zwang durch ein Examen, und wäre es das kleinste, auf sie ausgeübt worden wäre, würden sie Das ebenso gut haben lernen können, wie die Erstgenannten und dem Publikum gegenüber, das glaubt, die Aerzte würden auch in der Phsychiatrie ausgebildet, wäre die Genüge gescheheu, die der Staat zu erfüllen hat, wenn er überhaupt noch auf geprüfte Aerzte hält. Ist aber Letzteres der Fall und sollen Aerzte nach wie vor geprüft werden und die Approbation erhalten zur Behandlung alles Dessen, was in ihr Gebiet gehörig ihnen entgegentritt, so müssen sie auch für physische Fälle geprüft werden. Wenn anders, so muss der Staat es ihnen untersagen, sich mit solchen zu befassen und namentlich in foro. Die Gerichte sind anzuweisen, in den bezüglichen Fällen nur psychiatrisch gebildete Sachverständige heranzuziehen.

Doch wird so Etwas hoffentlich nicht nöthig werden. Denn damit, dass der Einführung der Psychiatrie in das medicinische Staats-Examen zu viel und zum Theil unüberwindliche Hindernisse, namentlich auch vón wegen der Leistungsfähigkeit der Studierenden und Examinanden entgegenstehen, ist es Nichts. Der Nachweis dafür ist geliefert. Wohl aber vorlangen eine Anzahl der triftigsten Gründe gebieterisch, dass diese Einführung stattfinde und, so hoffen wir, wird sie denn wohl auch vor sich gehen. Von welcher Art nun endlich aber auch das in der Psychiatrie abzulegende Examen sei, ob ausgedehnter oder enger begrenzt, ob auf eine Viertelstunde im Schlussexamen beschränkt oder auf einen Tag als Anhang an das Examen in der inneren Medicin erweitert, das Wichtigste dabei ist und wird bleiben, dass behufs Absolvirung desselben der Nachweis geliefert werde, Examinand habe entsprechende Vorlesungen gehört und wenigstens ein Semester lang eine phsychiatrische Klinik besucht.

FSC
www.fsc.org
MIX
Papier | Fördert gute Waldnutzung
FSC® C083411

Zeitfracht Medien GmbH
Ferdinand-Jühlke-Straße 7
99095 Erfurt, Deutschland
produktsicherheit@kolibri360.de